1x1 der Beatmung

Frank Bremer

Lehmanns Media LOB.de

Bibliografische Informationen der Deutschen Bibliothek:
Die Deutsche Bibliothek verzeichnet diese Publikation in der deutschen Nationalbibliografie; detaillierte bibliografische Informationen sind im Internet unter: **<http://dnb.ddb.de>** abrufbar.

1x1 der Beatmung
Frank Bremer

2007 • Lehmanns Media – LOB.de • Berlin
ISBN: 978-3-86541-164-8

Druck: AZ Druck und Datentechnik • Kempten

Anschrift des Autors:
Frank Bremer
Universitätsklinikum Hamburg-Eppendorf
Martinistrasse 52
20246 Hamburg
E-mail: f.bremer@uke.uni-hamburg.de

Hinweise:
Wie jede Wissenschaft ist die Medizin ständigen Entwicklungen unterworfen. Forschung und klinische Erfahrung erweitern unsere Erkenntnisse, insbesondere was Behandlung und medikamentöse Therapie anbelangt. Soweit in diesem Werk eine Dosierung oder eine Applikation erwähnt wird, darf der Leser zwar darauf vertrauen, dass Autoren, Herausgeber und Verlag große Sorgfalt darauf verwandt haben, dass diese Angabe dem Wissensstand bei Fertigstellung des Werkes entspricht.
Für Angaben über Dosierungsanweisungen und Applikationsformen kann vom Verlag jedoch keine Gewähr übernommen werden. Jeder Benutzer ist angehalten, durch sorgfältige Prüfung der Beipackzettel der verwendeten Präparate und gegebenenfalls nach Konsultation eines Spezialisten festzustellen, ob die dort gegebene Empfehlung für Dosierungen oder die Beachtung von Kontraindikationen gegenüber der Angabe in diesem Buch abweicht. Eine solche Prüfung ist besonders wichtig bei selten verwendeten Präparaten oder solchen, die neu auf den Markt gebracht worden sind. Jede Dosierung oder Applikation erfolgt auf eigene Gefahr des Benutzers. Autor und Verlag appellieren an jeden Benutzer, ihm etwa auffallende Ungenauigkeiten dem Verlag mitzuteilen.
Geschützte Warennamen (Warenzeichen) werden nicht besonders kenntlich gemacht. Aus dem Fehlen eines solchen Hinweises kann also nicht geschlossen werden, dass es sich um einen freien Warennamen handelt.

Inhalt

Vorwort

Eine der wesentlichen Entwicklungen in der Behandlung von Intensivpatienten wurde über die vergangenen Jahrzehnte sicherlich in der Beatmungstherapie erzielt. Durch neue Erkenntnisse in der Physiologie bzw. Pathophysiologie von Atmung und vor allem der Beatmung sind wir heute in der Lage, Patienten "lungenprotektiv" zu beatmen und wesentliche Nebenwirkungen der Respiratortherapie so zu minimieren, dass größere pulmonale und systemische, beatmungsbedingte Schädigungen der Patienten vermieden werden können.
Ziele der modernen Beatmung sind heutzutage nicht nur die Zeit, eine Atemstörung zu überbrücken, sondern die Beatmung an die Ursachen der Störungen und die individuellen Bedürfnisse des Patienten anzupassen. Moderne Beatmung erfordert aufgrund ihrer Komplexität einen hohen personellen Aufwand sowie ein hohes Maß an Teamarbeit, um die technischen Möglichkeiten zum Nutzen der Patienten optimal anwenden zu können.
In den letzten drei Jahrzehnten des vergangenen Jahrhunderts erlebten wir geradezu eine Inflation an Beatmungsverfahren. Damit wurde die Beatmung immer komplexer, aber nicht zwangsläufig besser. Viele Beatmungsverfahren blieben z. T. ohne nennenswerten therapeutischen Nutzen für die Patienten und trugen dazu bei, die Anwender eher zu verwirren als gezielt zu unterstützen. In den letzten Jahren ist bei Entwicklern von Beatmungsverfahren und den Herstellern von Beatmungsgeräten ein Trend zu erkennen, den komplexen Arbeitsplatz Intensivmedizin bezüglich der Beatmungstherapie durch neue Entwicklungen ergonomischer und übersichtlicher zu gestalten und die Anwendung zu erleichtern.
Dieser Trend setzt sich z. T. auch in Lehrbüchern zur Beatmungstherapie durch. So ist auch diese Fibel von Frank Bremer ein Schritt, dem Leser die moderne Beatmungstherapie auf leicht verständliche Weise näher zu bringen. Inhaltlich hat er sich daher auf die wesentlichen technischen Möglichkeiten beschränkt. Tiefere Einblicke in die Physiologie und Pathophysiologie der Beatmungstherapie kann der interessierte Leser allerdings nur durch entsprechende Fachliteratur gewinnen.
Frank Bremer hat in den letzten 15 Jahren innerhalb der Intensivmedizin eine Entwicklung vom Pfleger zum Medizintechniker

durchlaufen und gezielt den direkten Kontakt zu dem behandelnden Intensivteam nicht verloren. Unter anderem werden Pflege- und ärztliches Personal seit Jahren im Rahmen der Medizinprodukte-Betreiberverordnung in die entsprechenden Geräte durch ihn eingewiesen. Sein besonderes Interesse gilt neben den Beatmungsgeräten auch der Beatmungstherapie. Mittlerweile ist sein Beatmungstag „Geräteeinweisung zur Beatmung" für Intensivpflege und Intensivmediziner unseres Klinikums zu einer anerkannten Tradition geworden. Wesentliche Inhalte dieser Fortbildung sind in sein kleines Büchlein eingeflossen. Dem Leser wünsche ich den gleichen Nutzen, den so viele Mitarbeiter der Intensivstationen unseres Klinikums in den letzten Jahren erfahren haben.

Dr. Werner Pothmann
Hamburg, 02.03.2007

Einleitung

Dieses Buch ist aus einem Begleit-Manuskript zur Einarbeitung von neuen Mitarbeitern auf einer Intensivstation entstanden. Es richtet sich hauptsächlich an Pflegekräfte und Ärzte, die sich zum ersten Mal mit dem Thema Beatmung auseinandersetzen müssen. Demzufolge habe ich versucht, dieses umfangreiche Thema möglichst leicht verständlich darzustellen, was eventuell von Experten in einigen Punkten als zu ungenau beurteilt werden kann. Bücher für Fortgeschrittene oder Profis gibt es zur Genüge.

Die beschriebenen Einstellungen der Beatmungsgeräte stellen nur Beispiele dar. Keinesfalls lässt sich dieses Buch als „Kochbuch" benutzen, um die Beatmungsgeräte mit den beschriebenen Parametern einzustellen.

Welche Beatmungsmuster eingesetzt werden, ist von der Philosophie der leitenden Mediziner abhängig und von Klinik zu Klinik oder auch von Station zu Station unterschiedlich.
Ein moderner Respirator bietet alle technischen Möglichkeiten. Deshalb auch die immense Flut an Einstellmöglichkeiten. Ob dieser Bedienungsumfang sinnvoll ist oder nicht, bleibt dahingestellt. In der Praxis genutzt werden nur wenige Beatmungsmuster.

Die Beatmungsmuster und Zusatzeinstellungen werden anhand von Druck- oder Flowkurven erklärt, wie sie annähernd auf den Bildschirmen der Beatmungsgeräte dargestellt werden. Einige Kurven sind zum besseren Verständnis schematisch dargestellt.

1. Atmung und Beatmung

Atmung:
Bei der Inspiration zieht sich das Zwerchfell zusammen und vergrößert das Volumen des Thorax.
Zusätzlich dehnt sich der Thorax durch Muskelaktionen aus. Die Pleurablätter, die zum einen die Rippen, zum anderen die Lungen umkleiden, liegen mit einem dünnen Flüssigkeitsfilm dazwischen eng aufeinander. Dehnt sich nun der Thorax mit dem Rippenfell aus, so wird die Lunge durch Sog am Lungenfell mit entfaltet. Der Raum in der Lunge wird somit größer und es entsteht ein Unterdruck, der bewirkt, dass nun Luft durch die Atemwege in die Lunge strömt. Bei der Exspiration wird der Thorax verkleinert, indem die aktive Muskulatur ihren Tonus entspannt. Aufgrund der Eigenelastizität verkleinert sich die Lunge und die Inspirationsluft gelangt durch die Atemwege nach außen.
Da durch die Atemwege immer eine Verbindung zu der normalen Umgebung (Außenluft) besteht und keinerlei Ventile vorhanden sind, die die Inspiration und Exspiration steuern, werden negative und positive Druckunterschiede in der Lunge (gegenüber dem Atmosphärendruck der Außenluft) sofort durch einströmende oder ausströmende Luft ausgeglichen.
Die Abbildung 01 zeigt eine Spontanatmung an einem Beatmungsgerät.

Beatmung:
Bei der Beatmung wird eine gestörte Eigenatmung des Patienten unterstützt oder ersetzt. Das Prinzip der Atmung wird während der Beatmung umgekehrt. Durch den vom Beatmungsgerät aufgebauten positiven Druck wird das Atemgas in die Lunge gedrückt. Die Ausatmung erfolgt wie bei der Atmung passiv, allerdings nur bis auf ein eingestelltes Druckniveau. Eine wesentliche Aufgabe bei der Beatmungstherapie besteht darin, die Nebenwirkungen der maschinellen Beatmung so gering wie möglich zu halten.

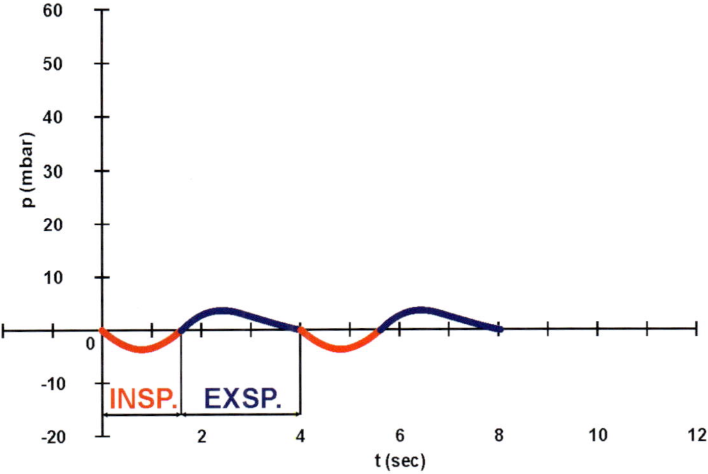

Abbildung 01: Spontanatmung

2. Aufbau eines Beatmungsgerätes (Abbildung 02)

2.1. Anschlüsse

- ein Anschluss für Druckluft und einen für Sauerstoff, diese beiden Gase werden über einen Gasmischer zu dem Atemgas gemischt, das der Patient erhalten soll (FiO_2)
- ein Anschluss für Strom und einer für Potentialausgleich

2.2. Aufbau außerhalb des Gerätes

- ein Schlauchsystem, das aus einem Inspirationsschlauch und einem Exspirationsschlauch besteht.

  Ausnahme:

  Geräte, die zur Heimbeatmung, Notfallbeatmung (Oxylog, Medumat) bzw. zur Nicht-Invasiven-Ventilation (Beatmung) (NIV) benutzt werden. Hier ist nur ein Beatmungsschlauch für die Inspiration vorhanden. Die Exspirationsluft entweicht über eine patientennahe Öffnung.
- Vorrichtung zur Befeuchtung und Erwärmung des Atemgases, Wasserfallen zur Aufnahme überschüssiger Flüssigkeit im Schlauchsystem oder Schlauchheizungen (alternativ ein HME-Filter) und eine Vorrichtung zur Medikamentenverneblung (alternativ eine Vorrichtung zur Applikation von Aerosolen z. B. MiniSpacer®)

2.3. Aufbau geräteintern

- ein Pneumatikelement, das den Inspirationsdruck aufbaut (bei neueren Geräten gibt es nur das Inspirationsventil)
- eine elektronische Steuerung der Beatmungsvorgänge
- ein Exspirationsventil (letzteres manchmal extern)
- Messvorrichtungen für Druck, Flussgeschwindigkeit (Flow), Atemfrequenz, Atemzug- oder Atemminutenvolumen und Sensoren, die Patientenaktivitäten messen können (Trigger), damit die Maschine auf den Patienten reagieren kann

2.4. Bedienung und Überwachungselemente

- Einstellmöglichkeiten für Beatmungsparameter

- Digital- und/oder Analoganzeigen zur Überwachung der gemessenen Werte
- Einstellmöglichkeiten und Anzeigen von Alarmgrenzen
- Bildschirm zur Anzeige von Beatmungskurven (Flow, Druck, Volumen, Loops)

2.5. Steuerung der Ventile durch das Beatmungsgerät

Für einen maschinellen Beatmungshub sind folgende Steuerungsabläufe nötig:

- Das Inspirationsventil benötigt die Information, wann es sich öffnen soll.
- Das Inspirationsventil benötigt die Information, wann es sich schließen soll.
- Gleiches gilt für das Exspirationsventil.

• Die Steuerung zur Öffnung des Inspirationsventils bekommt das Gerät über einen sogenannten Trigger.

Der Trigger kann eine Zeit sein, die sich über eine eingestellte Beatmungsfrequenz und ein dazugehöriges I:E-Verhältnis oder eine vorgegebene Inspirationszeit ergibt.

Der Trigger kann eine Patientenaktion sein, die von einem Sensor in der Maschine registriert wird (siehe 3.2.).

• Der Verschluss des Inspirationsventils kann volumen-, druck-, zeit- und flowgesteuert sein.

- **Volumensteuerung:** Das Inspirationsventil schließt sich, wenn ein voreingestelltes Atemzugvolumen appliziert ist.
- **Drucksteuerung:** Das Inspirationsventil schließt sich, wenn ein voreingestellter Druck erreicht ist.
- **Zeitsteuerung:** Das Inspirationsventil schließt sich, wenn eine voreingestellte Zeit erreicht worden ist.
- **Flowsteuerung:** Das Inspirationsventil schließt sich, wenn ein fest vorgegebener Inspirationsflow unterschritten wird.

- Der Verschluss des Exspirationsventils geschieht entweder über eine eingestellte Zeit, die sich aus der Beatmungsfrequenz und dem dazugehörigem I:E-Verhältnis ergibt (Exspirationszeit), oder über einen Inspirationsversuch des Patienten (Trigger).
- Die Öffnung des Exspirationsventils geschieht automatisch beim Verschluss des Inspirationsventils, über eine aktive Druckgrenzeneinstellung oder über eine eingestellte Zeit (Plateau) (siehe 3.4.).

Die Steuerungsmechanismen können auch kombiniert werden. In den Gerätebeschreibungen der Beatmungsgeräte steht, wie das jeweilige Gerät gesteuert wird. Für das Verständnis ist es wichtig, die Bezeichnungen für die Steuerungsmechanismen der Beatmungsgeräte und die Bezeichnungen der Beatmungsmuster nicht zu verwechseln.

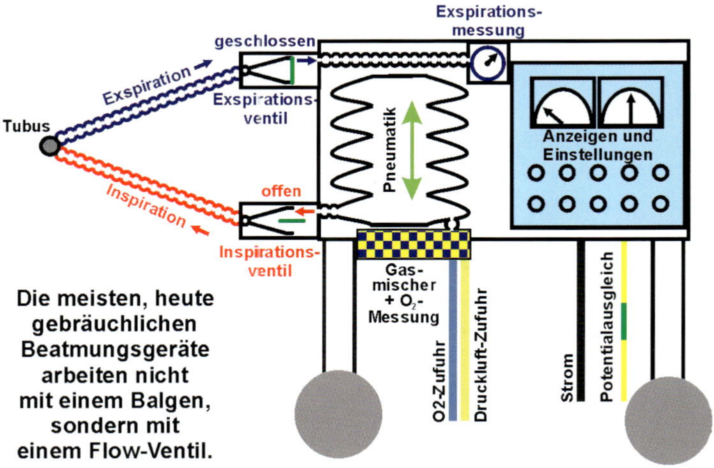

Abbildung 02: Schema Beatmungsgerät

2.6. Allgemeine Funktionsbeschreibung

Das Luft-Sauerstoff-Gemisch wird über ein pneumatisches System unter Druck gesetzt (bei moderneren Geräten werden Druck und

Flow direkt über das Inspirationsventil generiert). Während einer Inspiration öffnet sich das Inspirationsventil und das erwärmte und befeuchtete Atemgas (alternativ HME-Filter) wird unter Druck über das Inspirationssystem in den Patienten geleitet. Das Exspirationsventil ist während dieser Zeit geschlossen, um einen Druckaufbau in der Lunge des Patienten zu ermöglichen. Durch verschiedene Steuerungssysteme (siehe nachfolgende Beschreibung der Beatmungsfunktionen) wird am Ende der Inspiration das Inspirationsventil verschlossen (keine Möglichkeit zur Rückatmung verbrauchter Atemluft) und das Exspirationsventil öffnet sich. Die Luft kann nun über das Exspirationsschlauchsystem und diverse Messvorrichtungen die Beatmungsmaschine verlassen. Die Exspiration ist immer ein „passiver" Vorgang. Das Atemgas wird nicht aktiv aus dem Patienten heraus gesogen. Durch die Eigenelastizität der Lunge und des Thorax kommt es wie bei der Spontanatmung zur Exspiration.

3. Parameter

3.1. Inspirationsflow

Der Inspirationsflow (auch Peak Flow genannt) wird in Litern pro Minute angegeben und ist die Einstellung für die Geschwindigkeit, mit der die Maschine das Atemgas während einer Inspiration gibt.
Die Höhe des Flows wirkt sich auf den Beatmungsdruck aus. In der Regel bedeutet das: Je höher der Flow, desto schneller füllt sich die Lunge und desto höher ist der Spitzendruck. Bei einem vorgegebenen Volumen bleibt der Plateaudruck jedoch konstant (siehe auch 3.4., 8.3.1. und Abbildung 38).

3.2. Trigger

Als Trigger bezeichnet man die Möglichkeit eines Beatmungsgeräts, Inspirationsbemühungen des Patienten zu registrieren und darauf zu reagieren.
Die Triggerempfindlichkeit muss korrekt eingestellt werden. Bei zu hoch eingestellter Triggerschwelle muss der Patient sich sehr anstrengen (über längere Dauer bis zur Erschöpfung), um eine Aktion der Maschine auszulösen. Ist der Wert zu niedrig eingestellt, kann es zur „Autotriggerung" kommen. In diesem Fall wird die Triggerschwelle z. B. bei kleinsten Manipulationen am Schlauchsystem überschritten.

3.2.1. Druck-Trigger

Will der Patient einatmen, stellt er durch die Vergrößerung des Thorax einen negativen Druck in der Lunge her, der vom Beatmungsgerät erkannt wird. Ist der Druckunterschied groß genug (Triggerschwelle), reagiert die Maschine entweder mit einem maschinellen Atemhub (assistierte Beatmung) oder einer unterstützenden Maßnahme (z. B. PS / ASB) darauf.
Die Triggerschwelle oder Triggerempfindlichkeit ist bei einigen Geräten fest vorgegeben, bei anderen kann der Wert eingestellt werden. Klassischerweise ist der eingestellte Wert des Druck-Triggers 2 mbar unterhalb des PEEP.

Bei der Einstellung muss der Anwender nicht rechnen, sondern nur einen vollen Zahlenwert (z. B. 2 mbar) eingeben. Das Beatmungsgerät berücksichtigt den eingestellten PEEP.

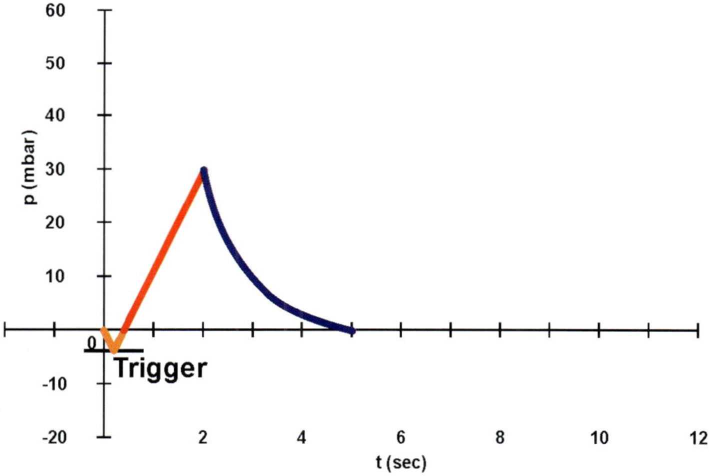

Abbildung 03: Schema Druck-Trigger

3.2.2. Flow-Trigger

In diesem Fall wird nicht der bei einem Inspirationsversuch des Patienten entstehende, negative Druck vom Beatmungsgerät gemessen, sondern der entstehende Gasfluss (Flow).
Der eingestellte Wert beträgt standardmäßig 2 l/min bis 5 l/min.

3.3. PEEP

PEEP bedeutet **P**ositive **E**nd **E**xpiratory **P**ressure (positiver endexspiratorischer Atemwegsdruck).
Der PEEP ist eine Druckeinstellung, die auf das Exspirationsventil des Beatmungsgerätes wirkt und ein Absinken des Atemwegdrucks, am Ende der Exspiration, unter den eingestellten Wert verhindert.
Dadurch wird ein endexspiratorischer Kollaps der Alveolen verhindert, kollapsgefährdete Lungenkompartimente bleiben offen

und es resultiert eine Vergrößerung der funktionelle Residualkapazität (FRC, das Volumen, das physiologisch nach einer Exspiration in der Lunge verbleibt). Aufgrund der vergrößerten pulmonalen Gasaustauschfläche verkleinert sich der Rechts-Links-Shunt und begünstigt den Ventilations-Perfusions-Quotienten. Das bedeutet, dass die Oxygenierung insgesamt verbessert wird. Ein eingestellter Spitzendruck öffnet die Alveolen, PEEP hält sie offen.
Lungenkompartimente mit niedriger Compliance und hoher Resistance werden offen gehalten. Eine vorgespannte Alveole kann trotz niedriger Compliance leichter gefüllt werden (ein Luftballon, der neu ist, ist schwerer aufzupusten, als einer, der schon z. T. aufgepustet ist). Insgesamt reduziert sich der Atemwegswiderstand und bei gleichem Tidalvolumen resultiert ein niedriger Beatmungsdruck.
Die FiO_2 kann man in den meisten Fällen nach Einstellung eines PEEP reduzieren.
Hohe PEEP-Einstellungen können sich negativ auf Organperfusionen auswirken. Durch den erhöhten Druck im Thorax wird der venöse Rückfluss zum Herzen behindert. Dies kann zu einer Abnahme der Nieren-, Leber-, Zwerchfell- und Hirndurchblutung führen. Bei Patienten mit einem Hirnödem kann der intracranielle Druck ansteigen. Die geringere diastolische Füllung des Herzens bewirkt vor allem bei Volumenmangel eine Verminderung des Auswurfs und Senkung des Herzzeitvolumens (HZV).
Deshalb ist eine Einstellung des PEEP patientenorientiert vorzunehmen. Größtmöglichen Nutzen für die Lunge und den kleinstmöglichen Schaden für den Kreislauf des Patienten, um die Sauerstofftransportkapazität zu optimieren. Stichwort „The Best PEEP“.

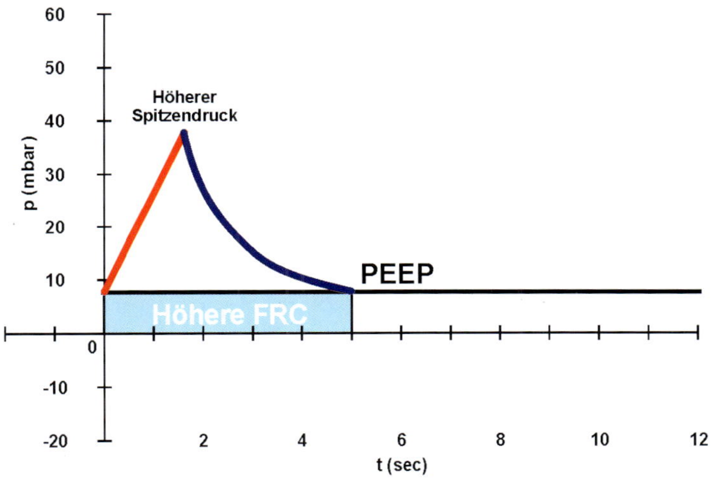

Abbildung 04: Schema PEEP

3.4. Plateau

Das Plateau wird in Zeit (Sekunden) oder in Prozent der Atemzugsdauer eingestellt. Bei modernen Beatmungsmustern wird die Plateauzeit automatisch generiert (siehe 4.1.1.). Die Einstellung eines Plateaus bewirkt, dass nach einer Inspiration das Inspirations- und Exspirationsventil während der Plateauzeit geschlossen bleiben. Die Inspirationszeit wird verlängert, es fließt während der Plateauphase kein Gas vom Respirator in die Lunge (no-flow-Phase) (siehe Abbildung 05).

In der Lunge gibt es Bereiche (Kompartimente), die sich während der Inspirationsphase schnell füllen (kleine Zeitkonstante) und Bereiche, die sich langsam füllen (große Zeitkonstante) (siehe 10.3.).

Als Folge der Druckdifferenz zwischen diesen Kompartimenten kommt es während der Plateauphase zu einer Umverteilung der Alveolarluft von Kompartimenten mit kleiner Zeitkonstante zu solchen mit großer Zeitkonstante (Pendelluft) (siehe Abbildung 06). Durch die Umverteilung des Atemgases in der Lunge kommt es zum Abfall des Spitzendrucks auf den Plateaudruck.

Vorteile:

- die längere Verweildauer des Frischgasvolumens in der Lunge.
- die größere Anzahl an Alveolen, die durch den Pendelluftausgleich besser belüftet werden.
- Verbesserung der Oxygenierung.

Nachteile:

- wenn sich durch eine lange Plateauzeit das Inspirations-Exspirations-Verhältnis zu Lasten der Exspiration umkehrt, kann es zum sogenannten Airtrapping kommen (siehe 3.4.1.).

Vorbeugung:

Ein möglichst niedrig gewählter Flow füllt die Kompartimente mit unterschiedlicher Zeitkonstante von Beginn der Inspiration an gleichmäßig. Dabei wird eine automatische Plateauzeit verkürzt bis ganz aufgehoben.
Ein niedriger Flow (< 30 l/min) wird von einem nicht sedierten Patienten nicht toleriert.

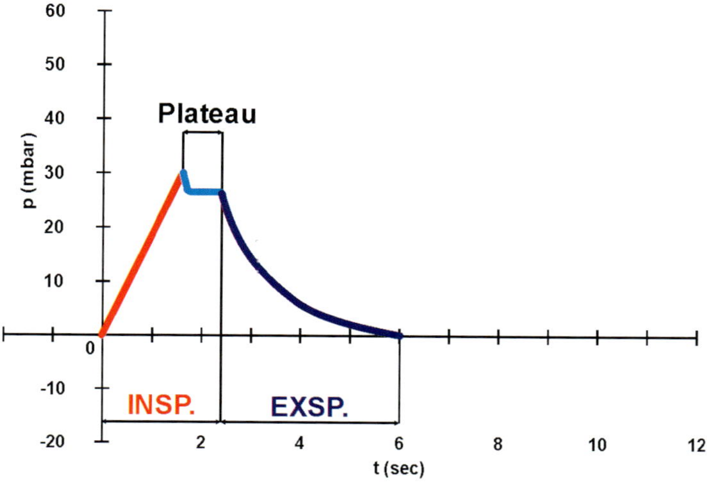

Abbildung 05: Schema Plateau

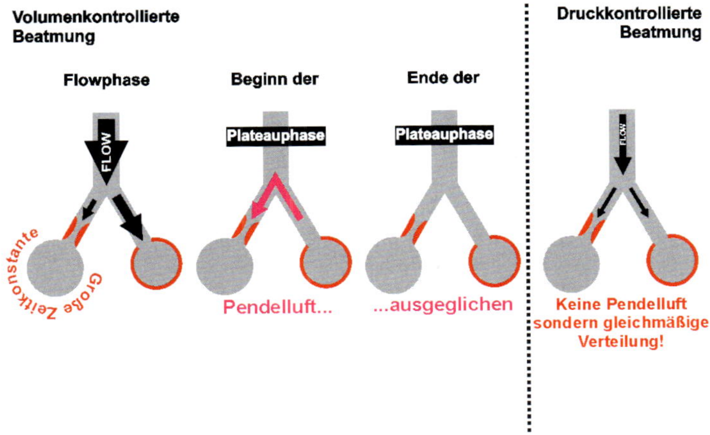

Abbildung 06: Flow / Plateau / Pendelluft

3.4.1. Intrinsischer PEEP

Wenn das Inspirationsvolumen während der Exspiration nicht vollständig aus der Lunge entweichen kann (endexspiratorischer Restflow), bleibt endexspiratorisch ein höheres Restvolumen in der Lunge (höhere Funktionelle Residualkapazität). Dieses wird als intrinsischer PEEP oder Auto-PEEP bezeichnet. Es kommt zu einer Umverteilung der Alveolarluft zugunsten der langsamen Kompartimente (siehe 10.3.), Alveolen werden stärker belüftet und bleiben offen. Zunächst resultiert daraus eine bessere Oxygenierung. Nimmt die FRC allerdings progredient zu, d. h. mit jedem Atemzug, verbleibt endexspiratorisch mehr Volumen in der Lunge, so kommt es im Verlauf zu einer pathologischen Überdehnung der Lunge (dynamische Überblähung). Gefährdet sind vor allem Patienten mit obstruktiven Lungenerkrankungen.
Das erhöhte Restvolumen bedingt, je nach Beatmungsmuster, folgende Einstellungsänderungen am Respirator:

- Bei einer druckkontrollierten Beatmung muss das Minutenvolumen überwacht werden. Der Inspirationsdruck bleibt konstant, aber die Atemzugvolumina werden geringer.

- Bei einer volumenkontrollierten Beatmung muss die Druckgrenze korrekt eingestellt sein. Das Atemzugvolumen bleibt konstant, aber der Inspirationsdruck erhöht sich.

Der Intrinsische PEEP und der am Beatmungsgerät eingestellte PEEP addieren sich zum sogenannten Effektiven PEEP.
Vorteil des intrinsischen PEEP gegenüber dem am Beatmungsgerät eingestellten PEEP ist, dass der intrinsische PEEP überwiegend auf die Lungenbezirke mit einer niedrigen Resistance und hoher Compliance (hohe Zeitkonstante) wirkt (wo er auch am meisten Sinn macht), wogegen der eingestellte PEEP auf die gemeinsame Resistance wirkt.

3.5. I:E

Ein Atemzyklus besteht aus Inspiration und Exspiration. Die Inspiration ist normalerweise kürzer als die Exspiration, im Verhältnis ca. 1:2. Die tatsächlichen Inspirations- und Exspiration-Zeiten sind abhängig von der eingestellten Frequenz.

Bei einer Atemfrequenz von 10 Atemzügen pro Minute ist jeder Atemzyklus 6 Sekunden lang. Bei einem Inspirations-Exspirations-Verhältnis von 1:2 bedeutet das, dass die Inspiration 2 Sekunden und die Exspiration 4 Sekunden dauert.
I:E = 1:1 ⇨ 3 Sekunden Inspiration und 3 Sekunden Exspiration.
Bei einem umgekehrten Atemzeitverhältnis (I > E) 2:1 ⇨ 4 Sekunden Inspiration und 2 Sekunden Exspiration.
Bei einigen Geräten lässt sich das I:E-Verhältnis nicht direkt einstellen.
Bei älteren Geräten, die nur eine Volumenkontrollierte Beatmung realisieren können, kann das I:E-Verhältnis überhaupt nicht eingestellt, sondern nur über das Atemzugvolumen, die Atemfrequenz und den Inspirationsfluss beeinflusst werden.
Die meisten modernen Geräte arbeiten mit der direkten Einstellung der Inspirationszeit. Das I:E-Verhältnis ist dann ablesbar.

3.5.1. IRV

Mit IRV (**I**nversed **R**atio **V**entilation) bezeichnet man ein Beatmungsmuster, das mit diesem umgekehrten Atemzeitverhältnis arbeitet. IRV verbessert die Oxygenierung durch eine bessere regionale Belüftung der Lunge (siehe dazu auch 3.4.1. und 3.4.). Wichtig ist die Überwachung der Beatmungsdrücke und der exspiratorischen Flusskurve. Eine dynamische Überblähung (Airtrapping) muss vermieden werden, um negative Auswirkungen auf die Perfusion von Organen und die Füllung des Herzens zu vermeiden.

3.6. Druckanstiegzeit „Rampe“

In der Einstellung ASB oder BIPAP kann die Druckanstiegzeit in Sekunden (0 sec - 2 sec) eingestellt werden. In den anderen Beatmungsmodi wird die Druckanstiegzeit bzw. Druckanstieggeschwindigkeit mit der Inspirationsfloweinstellung reguliert. Ein hoher Flow bedeutet auch einen schnellen Druckanstieg.
Eine weitere Möglichkeit ist, die Inspiratorische Anstiegzeit in Prozent der Atemzugsdauer einzustellen.
Die Druckanstiegzeit sollte möglichst niedrig gewählt werden (0,5 sec), damit

- das Atemgas schell angeliefert wird,
- der eingestellte Druck (Inspirations- oder PS-Druck) überhaupt während der Inspirationszeit aufgebaut werden kann,
- die Atemarbeit des Patienten möglichst gering gehalten wird,
- und gerade der wache, spontan atmende Patient nicht das Gefühl hat, zu wenig Luft zu bekommen.

Patienten können unterschiedlich auf die Druckanstiegzeit reagieren. Gerade bei Patienten, die an eine Maske zur nicht invasiven Beatmung (NIV) gewöhnt werden, ist eine langsame Anpassung nötig. Bei hoher Resistance wird ein langsamer Druckanstieg dem Patienten einen unzureichenden Flow liefern (Gefühl der Luftnot). Durch die verlängerte Inspirationszeit verkürzt sich die Exspirationszeit mit der Gefahr der dynamischen Überblähung. In- und exspiratorische Atemarbeit werden erhöht. Bei niedriger Compliance wird ein hoher Flow das Gefühl der Überblähung vermitteln. Grundsätzlich sollte der Patient an die vorgesehenen Einstellungen der Beatmungsparameter herangeführt werden.

Dadurch lässt sich die Akzeptanz der NIV durch den Patienten verbessern.

3.7. Flow-Kurven-Einstellung

Bei älteren Beatmungsgeräten (z. B. Bennett 7200, Servo 900 C) gibt es zur Anpassung des Flows eine Einstellmöglichkeit für die Flow-Kurven (siehe Abbildung 07).

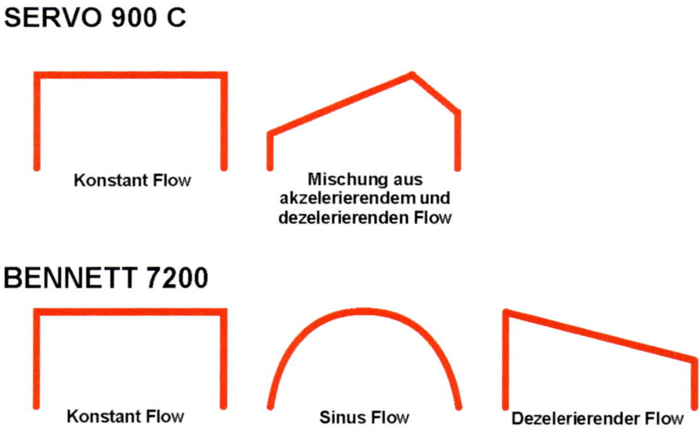

Abbildung 07: Flow-Formen

3.7.1. Funktion der Flow-Kurven

Der eingestellte Inspirationsflow (in l/min) während der Inspiration wird durch die Flow-Kurven beschrieben.

Konstant Flow:
Beim Konstant Flow wird am Beginn der Inspiration der eingestellte Spitzenflow gegeben. Dieser wird während der gesamten Inspiration gehalten und fällt erst bei Ende der Inspiration auf Null zurück.

Sinus Flow:
Beim Sinus Flow wird der Inspirationsflow am Beginn der Inspiration langsam aufgebaut, bis er in der Mitte der Inspiration den eingestellten Wert (z. B. 45 l/min) erreicht hat. Dann wird er zum Ende der Inspiration wieder langsam abgebaut.

Dezelerierender Flow:
Beim dezelerierendem Flow wird am Beginn der Inspiration der volle Inspirationsflow gegeben, der dann aber während der gesamten Inspiration langsam abgebaut wird, bis er schließlich am Ende der Inspiration auf Null abfällt.

Kombination aus akzelerierendem und dezelerierendem Flow:
Hier wird der Flow, nachdem ein Grundflow (von ca. 20 l/min) am Beginn der Inspiration gegeben wurde, bis fast zum Ende der Inspiration langsam aufgebaut, fällt dann langsam ab, bis er am Ende der Inspiration gänzlich auf Null heruntergeht.

Erklärung der Funktion und des Nutzens der Flow-Kurven anhand des dezelerierenden Flows:
Die Vorstellung ist, dass die noch „leere" Lunge einen hohen Flow am Anfang der Inspiration tolerieren kann. Je weiter sich eine Inspiration dem Ende nähert, d. h. je mehr Atemzugvolumen bereits verabreicht wurde, desto höher wird der intrapulmonale Druck. Man versucht der ansteigenden Druckkurve zu begegnen, indem der anfänglich hohe Inspirationsflow im Laufe der Inspiration langsam abgesenkt wird. Dies entspricht dem Prinzip der Druckkontrollierten Beatmung.

3.8. Anmerkung zu den nachfolgenden Beatmungsfunktionen

Die Einstellungsmöglichkeiten können sich bei den verschiedenen Gerätetypen unterscheiden (z. B. wird das Atemzugvolumen beim Servo 900 C oder dem Oxylog nicht direkt eingestellt, sondern über die Frequenz und das eingestellte Atemminutenvolumen errechnet).

Die gleiche Funktion kann unterschiedliche Bezeichnungen besitzen (z. B. Atemzugvolumen - Tidalvolumen).
Die angegebenen GRUNDLEGENDEN BEATMUNGSGERÄTEEINSTELLUNGEN sind ein Muss für das jeweilige Beatmungsmuster. Zusätzlich gehören immer sämtliche Alarmeinstellungen dazu und gegebenenfalls Sonderoptionen (z. B. PS, ATC etc.).
Hinzu kommen die Einstellungen des Sauerstoffgehaltes (FiO_2), des PEEP, Atemzeitverhältnisses bzw. der Inspirationszeit und des Triggers, die aber im weiteren Verlauf nicht immer genannt werden.

4. Maschinelle Beatmungsmuster

Hauptmerkmal der maschinellen Beatmung (mandatorische oder kontrollierte Beatmung) ist das Fehlen der Spontanatmung. Die Ventilation resultiert aus der maschinellen Einstellung des Beatmungsmusters und den passiven mechanischen Eigenschaften des respiratorischen Systems. Die kontrollierte Beatmung führt zur vollständigen Entlastung der Atemmuskulatur, führt aber auf Dauer zu einer Inaktivitätsatrophie der Muskulatur.

Die Einstellung eines Triggers macht aus der maschinellen Beatmung eine assistierte Beatmung. Der Patient kann durch Atembemühungen maschinelle Beatmungshübe auslösen.

4.1. Volumenkontrollierte Beatmung (Abbildung 08)

Grundlegende Beatmungsgeräteeinstellungen:

- Atemfrequenz (Atemzüge pro Minute)
- Atemzugvolumen (entweder direkt oder berechnet über Frequenz und Atemminutenvolumeneinstellung)
- Inspirationsflow (l/min)
- Druckbegrenzung (mbar)

Bei der Volumenkontrollierten Beatmung erfolgt der Verschluss des Inspirationsventils bei Erreichen des voreingestellten Atemzugvolumens (Volumensteuerung).
Als Sicherheit vor zu hohen Beatmungsdrücken ist unbedingt die obere Druckbegrenzung einzustellen, bei deren Erreichen die Inspiration abgebrochen wird (aktiver Alarm) (Drucksteuerung), auch wenn das vorgegebene Atemzugvolumen noch nicht appliziert ist (siehe Abbildungen 09 und 10).
Die Steuerung einer „modernen" Volumenkontrollierten Beatmung ist etwas aufwendiger (siehe 4.1.1.).

Der Vorteil der Volumenkontrollierten Beatmung besteht darin, dass der Patient immer ein gleich bleibendes Atemzugvolumen bzw. Atemminutenvolumen erhält.

Nachteilig, d. h. für die Lunge schädigend, sind die evtl. hohen Beatmungsdrücke, weshalb die Einstellung der oberen Druckbegrenzung absolut notwendig ist.
Die Volumenkontrollierte Beatmung war lange die einzige Beatmungsform, bis sie von der Druckkontrollierten Beatmung abgelöst wurde.
Durch die Möglichkeit, Standardwerte einzustellen, die für einen großen Teil aller (erwachsenen) Patienten eine ausreichende Beatmung gewährleistet, hat die Volumenkontrollierte Beatmung aktuell in der Notfallversorgung immer noch eine Bedeutung.

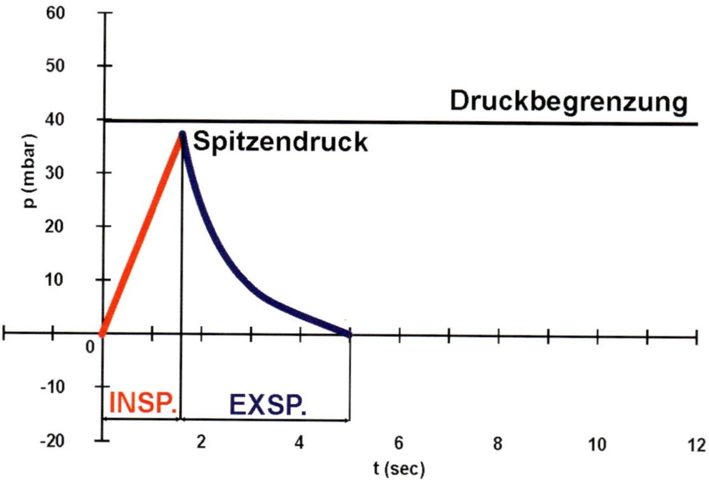

Abbildung 08: Schema Volumenkontrollierte Beatmung

Korrektur hoher Beatmungsdrücke a:

Durch Veränderung der Parameter Atemfrequenz und Atemzugvolumen können zu hohe Beatmungsdrücke korrigiert werden. Bei gleich bleibendem Atemminutenvolumen wird die Frequenz erhöht und das Atemzugvolumen reduziert (siehe Abbildung 09).

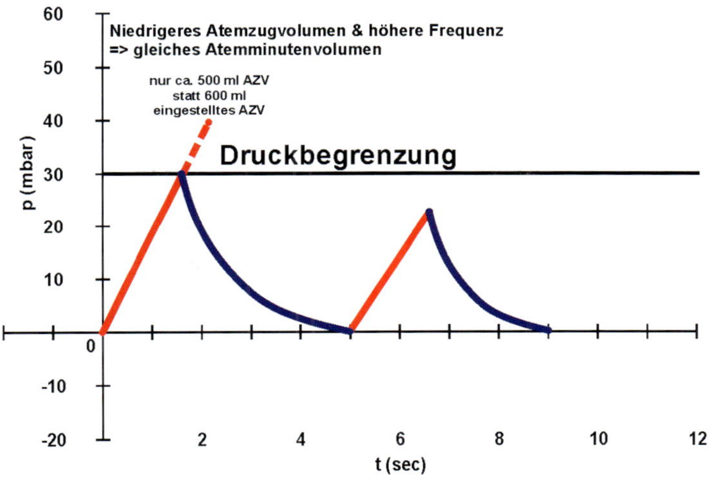

Abbildung 09: Schema Korrektur hoher Beatmungsdrücke a

Korrektur hoher Beatmungsdrücke b:

Durch Reduzierung des Inspirationsflows kann ebenfalls eine Druckreduzierung erreicht werden. (Werte < 30 l/min nur bei sedierten Patienten möglich, da sehr unangenehm.)
Ein hoher Inspirationsflow erzeugt einen schnelleren Druckanstieg und einen höheren Spitzendruck als ein niedriger Inspirationsflow (siehe Abbildung 10 und Abbildung 06).

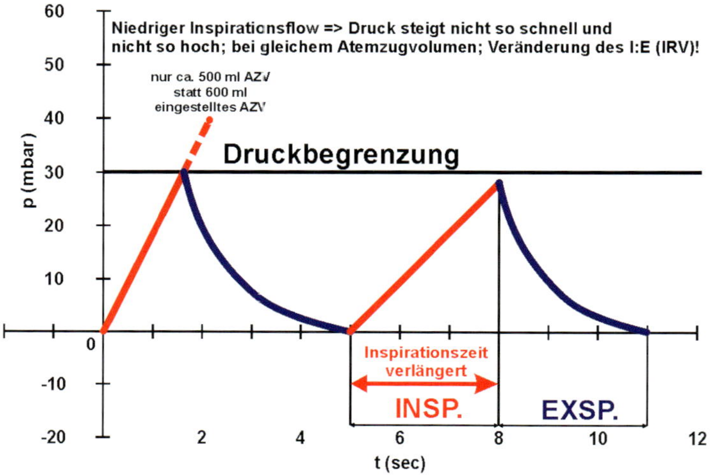

Abbildung 10: Schema Korrektur hoher Beatmungsdrücke b

4.1.1. Besonderheit der Evita ⇨ IPPV (Volumenkonstant)

IPPV bedeutet **I**ntermittend **P**ositive **P**ressure **V**entilation (Intermittierende Positive Druck Beatmung) und ist eigentlich die allgemeine Bezeichnung für eine Druckbeatmung. Bei der Evita ist es die Bezeichnung für ein Beatmungsmuster, das aus drei unterschiedlichen Steuerungsmechanismen besteht. Aus dieser Bezeichnung lässt sich in erster Linie nur ableiten, dass eine maschinelle Beatmung vorliegt. Ob es eine Druck- oder Volumenkontrollierte Beatmung ist, lässt sich nur über den Maximaldruck (Pmax) einstellen. Eine Volumenkontrollierte Beatmung liegt vor, wenn der eingestellte Beatmungsdruck bei einem Atemzug nicht erreicht wird (MAX. DRUCK Einstellung bei ca. 40 mbar bei einem Patienten mit einer guten Lungenfunktion). Die Steuerung der Inspiration erfolgt dann über das eingestellte Atemzugvolumen.

Hier gibt es jedoch einen Unterschied zur „normalen" Volumenkontrollierten Beatmung, bei der das Inspirationsventil geschlossen und das Exspirationsventil geöffnet wird, wenn das eingestellte Atemzugvolumen erreicht ist. Wird der Inspirationsdruck nicht erreicht, schließt das Inspirationsventil nachdem das vorgegebene Atemzugvolumen verabreicht wurde. Das Exspirationsventil bleibt jedoch bis zum Ende der vorgegebenen Inspirationsdauer verschlossen ⇨ es entsteht ein automatisches Plateau (siehe Abbildung 11).

➔ VOLUMENKONSTANTE BEATMUNG (oder Volumenkontrollierte Beatmung)

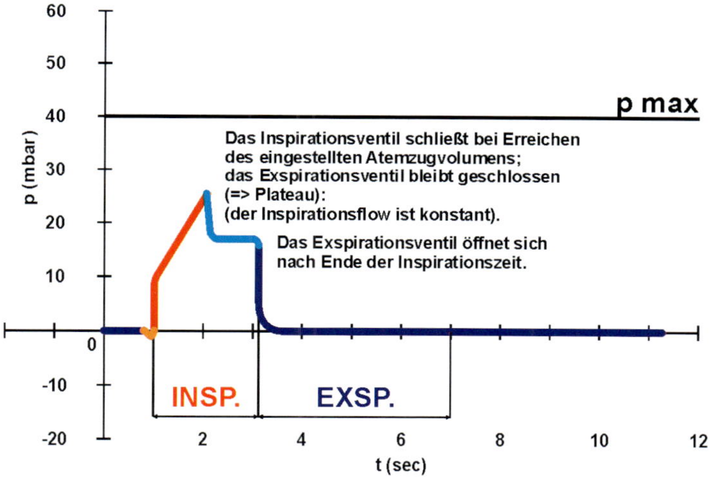

Abbildung 11: IPPV Volumenkontrolliert

Bei einer klassischen Volumenkontrollierten Beatmung (Max. Druck ca. 40 mbar) mit der Evita 2 ist zu bedenken, dass die Möglichkeit fehlt, eine Druckgrenze manuell einzustellen. Die Beatmungsmaschine ist so programmiert, dass die Druckgrenze automatisch 10 mbar über dem eingestellten Beatmungsdruck liegt (hier also bei ca. 50 mbar!). Diese Druckgrenze hat aber nur eine Bedeutung bei Eigenaktionen des Patienten, wie z. B. Gegenatmen oder Husten. Der eingestellte Max. Druck kann während eines Beatmungshubes von der Maschine nicht überschritten werden.

Im Gegensatz zu anderen Beatmungsgeräten wird die Inspiration bei Erreichen des eingestellten Max. Druckes nicht abgebrochen, sondern, wie bei der Drucklimitierten Beatmung (siehe dort), der Flow reduziert und das Inspirationsventil durch die Inspirationszeit gesteuert.

4.2. Druckkontrollierte Beatmung

Grundlegende Beatmungsgeräteeinstellungen:

- Atemfrequenz pro Minute
- Inspirationsdruck
- I:E / Inspirationszeit
- Minutenvolumenüberwachung

Der Verschluss des Inspirationsventils erfolgt hier nicht über den Druck, wie man von der Bezeichnung her annehmen könnte, sondern über die Frequenz, das I:E-Verhältnis oder die Inspirationszeit. Der eingestellte Druck wird bei einer Inspiration angestrebt und hat gleichzeitig Druckgrenzenfunktion d. h. über diesen angestrebten Wert hinaus baut die Maschine keinen Druck auf. Ein Flow bleibt aber während der gesamten Inspirationszeit vorhanden. Eine zusätzliche Druckalarmgrenzeneinstellung ist nur für patienteninduzierte Drucküberschreitungen (Gegenatmen, Husten) nötig.

Aus einer Frequenz von 10 Atemzügen pro Minute und einem I:E Verhältnis von 1:2 resultiert eine Inspirationsdauer von 2 Sekunden und eine Exspirationsdauer von 4 Sekunden.
Während der Inspirationsdauer ist nun das Inspirationsventil geöffnet und das Exspirationsventil geschlossen. Der Beatmungsdruck wird bis zum eingestellten Wert aufgebaut und solange gehalten, bis die Inspirationszeit verstrichen ist. Dann öffnet sich für die Exspirationsdauer das Exspirationsventil und das Inspirationsventil wird geschlossen (siehe Abbildung 12) Das Atemzugvolumen ist inkonstant und kann von Atemzug zu Atemzug variieren.
Die Einstellung eines Plateaus ist hier ebenfalls möglich, aber nicht gebräuchlich.
Der größte Vorteil der Druckkontrollierten Beatmung gegenüber der Volumenkontrollierten Beatmung (auch mit Plateau) ist der, dass der voreingestellte Inspirationsdruck nicht überschritten werden kann und dass der Inspirationsdruck während der gesamten Inspirationszeit nicht nur aufrechterhalten bleibt, wie nahezu beim Plateau, sondern auch ein Frischgasflow existiert, der die sich langsam füllenden Lungenbereiche mit Frischgas

versorgt (Dezelerierender Flow) und nicht nur vorhandene Luft umverteilt (siehe 3.4.). Die Drucklimitierung reduziert die Gefahr der Biotraumen.

Die Einstellung eines Inspirationsflows ist zur Regulierung des Druckes nicht unbedingt notwendig. Beim Servo 900 C ist diese Funktion gar nicht vorhanden.

Ein Inspirationsflow hat hier keine Auswirkung auf die Höhe des Beatmungsdruckes, sondern nur auf die Geschwindigkeit des Druckanstieges und somit auf das Atemzugvolumen, welches bei einem hoch eingestellten Inspirationsflow höher ist als bei einem niedrig eingestellten (siehe Abbildung 13).

Einstellbar ist hier die Druckanstiegszeit oder auch „Rampe" (siehe 3.6.) genannt.

Alle anderen Parameter, wie z. B. Trigger, PEEP, etc. lassen sich bei dieser Beatmungsform zusätzlich einstellen.

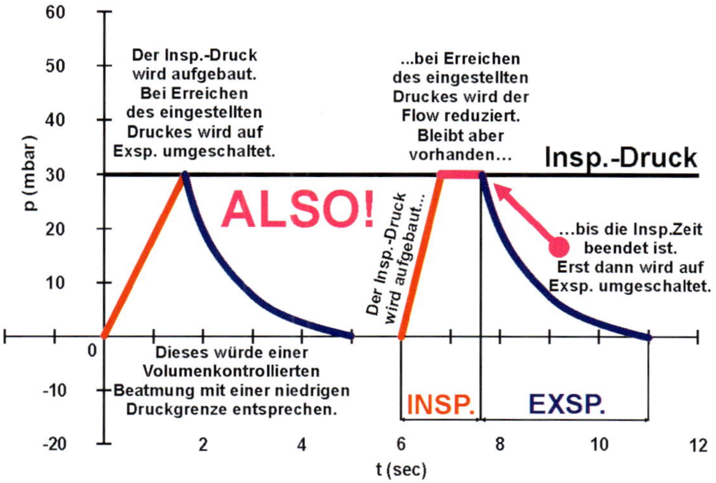

Abbildung 12: Schema Druckkontrollierte Beatmung

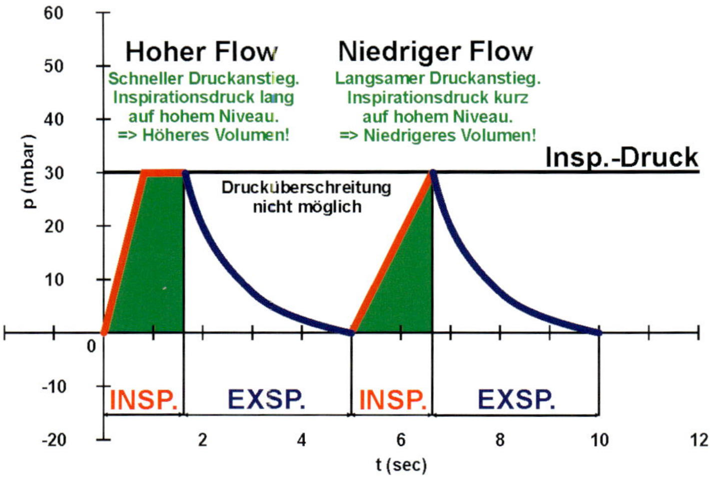

Abbildung 13: Schema Flow-Einstellung bei Druckkontrollierter Beatmung

4.2.1. Besonderheit der Evita ⇨ IPPV (PCV)

Wenn der eingestellte Beatmungsdruck wie bei einer Druckkontrollierten Beatmung eingestellt wird (MAX. DRUCK ca. 20 mbar), wird dieser während der Inspiration erreicht und das Inspirationsventil wird über die eingestellte Inspirationszeit gesteuert. Das heißt der angegebene Inspirationsdruck wird aufgebaut und bis zum Ende der angegebenen Inspirationsdauer gehalten. Am Ende dieses Intervalls wird das Inspirationsventil geschlossen und das Exspirationsventil geöffnet (siehe Abbildung 14). Hier gibt es kein Plateau. Diese Form ist demnach eine echte Druckkontrollierte Beatmung.
⇨ PCV (Pressure Controlled Ventilation) (Druck Kontrollierte Beatmung)

Eine Druckkontrollierte Beatmung ist bei der Evita 2 dura, Evita 4 und Evita XL im IPPV-Modus nur bedingt möglich, da der Alarm „Volumen inkonstant" nicht kontinuierlich deaktivierbar ist.
Eine Druckkontrollierte Beatmung ist bei diesen Geräten nur unter BIPAP möglich.

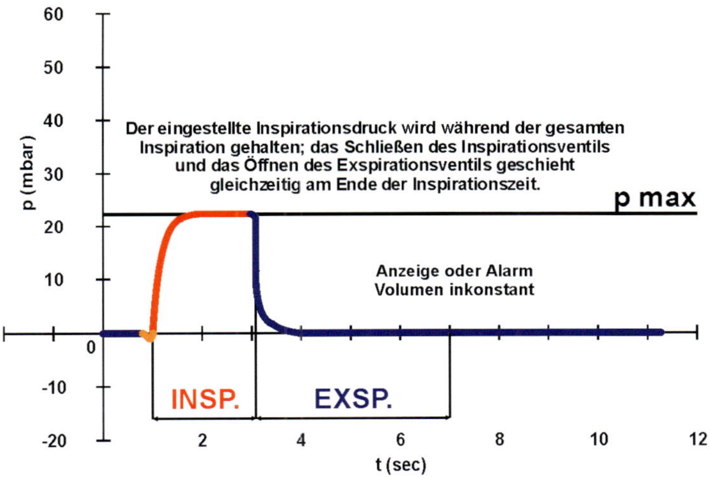

Abbildung 14: IPPV PCV Druckkontrolliert

4.2.2. Besonderheit der Evita ⇨ IPPV (PLV)

Eine Zwischenform ist die Drucklimitierte Beatmung, hier wird ein eingestelltes Atemzugvolumen appliziert, wobei der Inspirationsflow aber nicht konstant ist, sondern sich bei der Annäherung des eingestellten Maximaldruckes, der niedriger eingestellt ist als bei der Volumenkonstanten Form (MAX. DRUCK ca. 30 mbar), reduziert. Das Inspirationsventil schließt, wie bei der Volumenkonstanten Form, bei Erreichen des eingestellten Atemzugvolumens. Durch den am Ende der Inspiration immer kleiner werdenden Flow verlängert sich die Zeit, in der das Inspirationsventil geöffnet ist. Die Zeit, bis das Exspirationsventil geöffnet wird (Plateau), verkürzt sich. Das Exspirationsventil öffnet sich, wie bei der Volumenkonstanten Form, nach dem Ende der Inspirationszeit (siehe Abbildung 15). Der Vorteil besteht in der automatischen Anpassung des Inspirationsflows an den Zustand der Lunge (verbesserte Belüftung der Lunge).
Diese Form vereint die Vorteile einer Volumenkontrollierten Beatmung (eingestelltes Volumen wird gesichert appliziert) und die Vorteile einer Druckkontrollierten Beatmung (keine Überschreitung des Inspirationsdruckes).

⇨ PLV (Pressure Limited Ventilation) (Druck Limitierte Beatmung)
Da sich die Compliance und die Resistance der Lunge bei jeder Inspiration verändern können, ist die oben beschriebene PLV Beatmung in dieser Form nicht immer vorhanden. Es existiert ein fließender Übergang von PLV zu PCV und zurück.
Wird z. B. die Compliance schlechter, reichen Zeit und Beatmungsdruck nicht aus, um das voreingestellte Atemzugvolumen zu geben. Aus PLV wird dann PCV mit einem inkonstanten Atemzugvolumen.

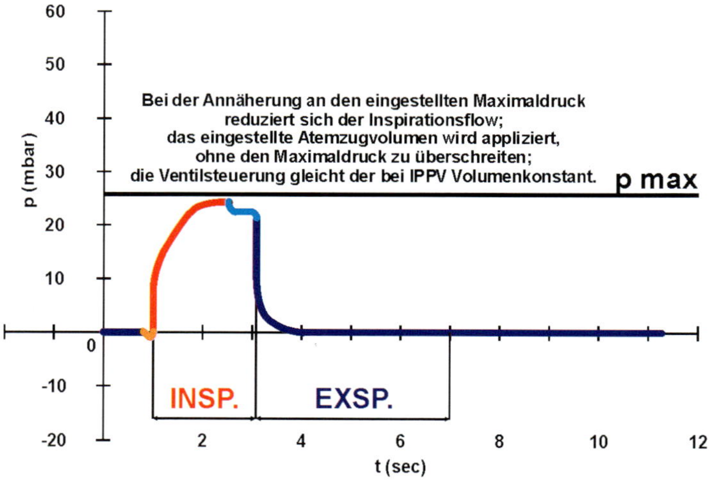

Abbildung 15: IPPV PLV Drucklimitiert

4.3. Besonderheit BIPAP

BIPAP ist im Prinzip eine Druckkontrollierte maschinelle Beatmungsform, die aber dem Patienten jederzeit die Gelegenheit gibt, spontan mitzuatmen. Kann der Patient nicht spontan atmen, übernimmt die Maschine die komplette Beatmung. Deshalb erscheint BIPAP auch hier als maschinelle Beatmungsform.

BIPAP bedeutet **B**iphasic **I**ntermittend **P**ositive **A**irway **P**ressure (Spontanatmung unter positivem Atemwegsdruck mit zwei unterschiedlichen Druckniveaus).
Andere Bezeichnungen sind z. B.: Bi-Vent – Servo, Bilevel – Bennett.
Zunächst war BIPAP nur als Spontanatmung mit zwei unterschiedlichen PEEP-Niveaus und zwei unterschiedlich langen Zeiträumen gedacht. Auf diese Weise soll vermieden werden, dass der Patient lange auf hohem bzw. niedrigem PEEP-Niveau atmet.
So kann man zwei Zeiten (t1 und t2) und zwei PEEP-Niveaus (p1 und p2) einstellen.
Der Patient atmet dann z. B. eine Zeit lang (t1 = 5 Sekunden) auf einem niedrigen PEEP-Niveau (p1 = 5 mbar) und dann eine Zeit lang (t2 = 2 Sekunden) auf einem hohen PEEP-Niveau (p2 = 15 mbar) (siehe Abbildung 16).

Jede Erhöhung des PEEP kann man mit einer Inspiration und jede Erniedrigung des PEEP mit einer Exspiration von Seiten der Beatmungsmaschine werten, denn um einen PEEP in der Lunge des Patienten aufzubauen, benötigt man ein Volumen, das unter Druck in die Lunge gepumpt und dann durch die Einstellung des Exspirationsventils nicht mehr herausgelassen wird.
Ebenso ist eine Erniedrigung des PEEP nur möglich, wenn das Exspirationsventil so eingestellt ist, dass der Druck und damit das Volumen aus der Lunge entweichen können.

Die Einstellung des BIPAP als Spontanatmungsform ist an der Evita 2 am einfachsten über BIPAP-APRV (**A**irway **P**ressure **R**elease **V**entilation ⇨ Spontanatmung unter kontinuierlich positivem Atemwegsdruck mit kurzzeitigen Druckentlastungen) (siehe 4.3.2.2.) möglich. Hier hat man die Möglichkeit, lange, individuell wählbare t1- und t2-Zeiten oder ein umgekehrtes Atemzeitverhältnis einzustellen, die – in dieser Form – nicht über die Einstellung der Atemfrequenz, des Atemzeitverhältnisses oder der Inspirationszeit, des „normalen" BIPAP möglich wären.
Üblicherweise wird die Atemfrequenz bei gleichbleibender Inspirationszeiteinstellung reduziert, damit die Exspirationszeiten (sprich die Zeiten des unteren PEEP) immer länger werden.

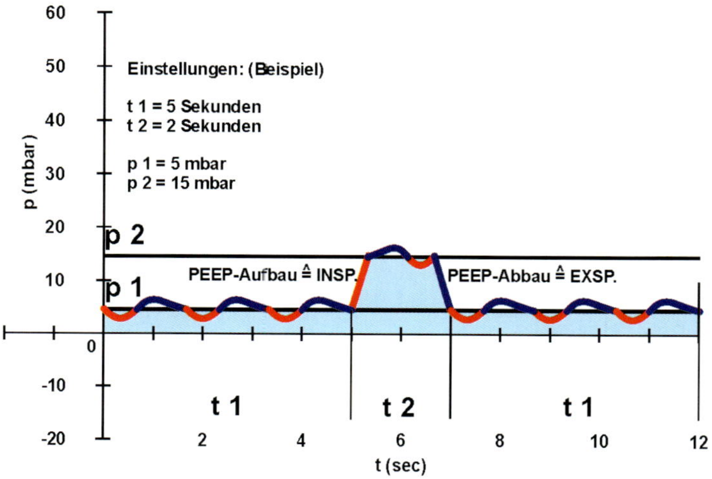

Abbildung 16: Schema „Ursprüngliches" BIPAP Spontanatmung

Die Fortführung des Gedankens, dass der Aufbau eines PEEP mit einer Inspiration und der Abbau eines PEEP mit einer Exspiration gleichzusetzen ist, macht das BIPAP zu einer universellen Beatmungsform, mit der von einer vollständigen maschinellen Beatmung zur Spontanatmung alle Weaning Phasen durchlaufen werden können, ohne das Beatmungsmuster an sich zu verändern (z. B. Volumenkontrollierte Beatmung, SIMV, CPAP mit allen Zwischeneinstellungen).
Die Einstellwerte (t1, t2, p1 und p2) werden so gewählt, dass sie einer Druckkontrollierten Beatmung gleichen (z. B. t1 = Inspirationszeit von 2 Sekunden, t2 = Exspirationszeit von 4 Sekunden (entspricht einer Atemfrequenz von 10 Atemzügen pro Minute bei einem I:E von 1:2), p1 = Inspirationsdruck von 20 mbar und p2 = PEEP von 5 mbar) mit dem Unterschied zur klassischen Druckkontrollierten Beatmung, dass der Patient in jeder Phase der Beatmung „mitatmen" kann. Dieses wird durch eine „drucksensible" Ventilsteuerung (siehe 4.3.1.) möglich.

Die Einstellung des BIPAP als „Druckkontrollierte Beatmung" ist ab der Evita 2 nun auch wie die Einstellung eines „normalen" Beatmungsmusters vorzunehmen, mit den Einstellungen der Frequenz, des Atemzeitverhältnisses, des Inspirationsdruckes und des PEEP, wobei die Zeiten t1 und t2 aus der Frequenz und dem I:E-Verhältnis entstehen, die Drücke p1 und p2 aus dem Inspirationsdruck und dem PEEP (siehe Abbildung 17).

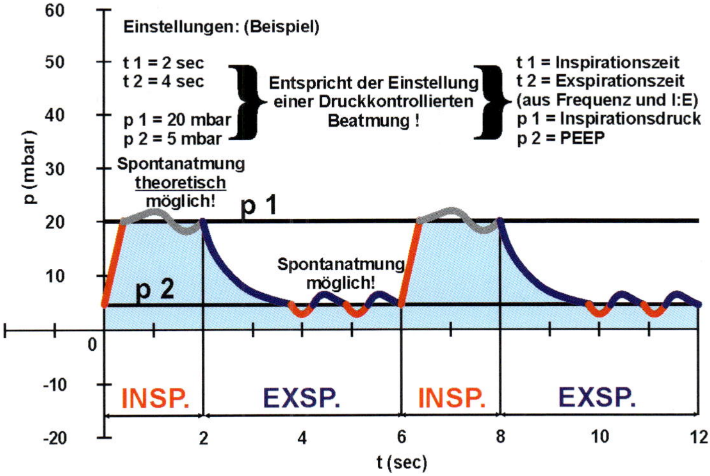

Abbildung 17: Schema BIPAP Beatmung

Der große Vorteil des BIPAP ist der, dass nur durch die Reduzierung bzw. Veränderung eines Parameters (nämlich des p1-Druckes) der Patient von einer vollständigen Beatmung zu einer Spontanatmung geführt werden kann, ohne das Beatmungsmuster an sich zu verändern (siehe Abbildung 18). Dieser fließende Übergang wird von den Patienten gut angenommen, während der Wechsel von einem zum nächsten Beatmungsmuster oft nicht gut toleriert wird (z. B. SIMV ⇨ volle maschinelle Beatmungshübe mit hohem Atemzugvolumen und hohem Inspirationsdruck neben einer Spontanatmung).
Die Einstellungen von Hilfen bei der Spontanatmung (z. B. ASB) können ebenfalls entfallen, da der Patient die Unterstützung über den eingestellten Inspirationsdruck erhält, der je nach Atemminutenvolumen des Patienten fein reguliert und der Eigenleistung des Patienten angepasst werden kann. Eine ASB Ein-

stellung für den unteren PEEP ist aber mit der Evita XL, 4 oder 2 dura trotzdem möglich.
Im weiteren Verlauf des Weanings wird dann der Abstand der Beatmungshübe der Maschine verlängert, indem die Atemfrequenz erniedrigt wird.
So ist irgendwann der Zustand erreicht, an dem p1 = p2 ist, der Patient also CPAP atmet.
(Da die Evita 2 die Einstellung p1 = p2 nicht zulässt, kann bei annähernd gleichen p1- und p2-Werten auf CPAP umgestellt werden, ist aber nicht zwingend vor einer Extubation nötig.)
Ein Umstellen des Beatmungsmusters auf CPAP oder eine Sauerstoffinsufflation vor der Extubation ist in Zeiten von BIPAP und ATC eigentlich nicht mehr nötig, wird aber aus geschichtlichen Gründen (es war immer so) immer noch praktiziert.
Bei der Evita 4 ist es möglich, im BIPAP Modus die eingestellte Frequenz auf Null zu stellen. In der Bildschirmanzeige erscheint dann CPAP, obwohl der Modus nicht umgestellt ist.

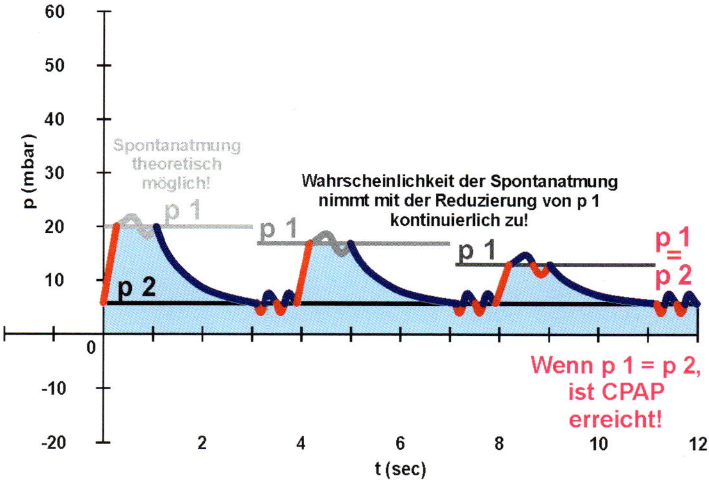

Abbildung 18: Schema BIPAP Weaning

4.3.1. Ventilsteuerung bei BIPAP

Die Ventilsteuerung im BIPAP Modus ist identisch mit der bei CPAP. Die Ventile reagieren auf Inspirationsbemühungen (Unter-

druck im System) des Patienten mit einem Demand Flow und bei einer Exspirationsbemühung des Patienten (Überdruck im System) mit dem Öffnen des Exspirationsventils, bis der eingestellte Druck (PEEP) wieder erreicht ist (siehe Abbildung 19).
Dieses Funktionsprinzip gilt sowohl für den niedrigen PEEP als auch für den hohen PEEP (der dem Inspirationsdruck entspricht). Damit ist auch die Möglichkeit erklärt, dass der Patient im BIPAP Modus auf dem hohen Druckniveau spontan atmen kann („sensible" Ventilsteuerung).
Bei der klassischen Druckkontrollierten Beatmung ist der eingestellte Inspirationsdruck ein fester Wert, der nicht auf Aktionen des Patienten (Über- oder Unterdruck) reagiert. Der Patient kann zwar einen Über- oder Unterdruck im System erzeugen, die Ventile reagieren aber nicht darauf (unsensible Ventilsteuerung).
Eine Ausnahme ist natürlich die eingestellte Grenze des oberen Inspirationsdrucks. Wird diese durch Husten oder Gegenatmen erreicht, wird die Inspiration abgebrochen und das Exspirationsventil öffnet sich.

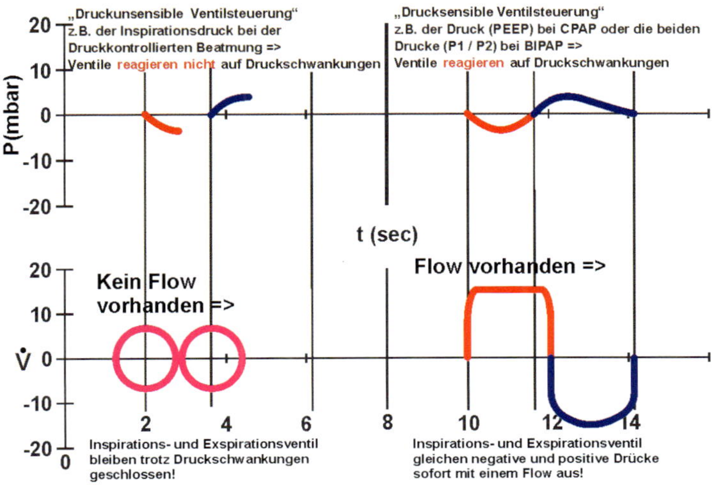

Abbildung 19: „Druckunsensible, Drucksensible„ Ventilsteuerung

4.3.2. BIPAP Sonderformen

4.3.2.1. BIPAP SIMV

Eine weitere Einstellmöglichkeit der Evita 2 ist das BIPAP SIMV, eine Mischung aus BIPAP, also Druckkontrollierten Beatmungshüben und Spontan- oder CPAP-Atmung in Zeitfenstern, mit oder ohne ASB.

4.3.2.2. BIPAP APRV

BIPAP APRV (**A**irway **P**ressure **R**elease **V**entilation) ist im Prinzip nichts anderes als BIPAP mit einem umgekehrten Atemzeitverhältnis. Die Einstellung erfolgt wie die eines klassischen BIPAP mit zwei individuell wählbaren Zeit- und Druckwerten.
Die Inspirationszeit ist länger als die Exspirationszeit (umgekehrtes I:E). Die Phase des hohen PEEP ist wesentlich länger als die Phase des niedrigen PEEP. Der kurzfristige Druckabfall wird genutzt, um das Auswaschen von CO_2 zu unterstützen.
Durch die kurze Dauer des Druckabfalls wird in den langsamen Lungenkompartimenten ein Intrinsic PEEP aufgebaut, der einen Kollaps dieser Lungenareale verhindert. Die FRC wird angehoben und das Ventilations-/Perfusionsverhältnis verbessert.
Eine Triggereinstellung ist nicht möglich, es entsteht eine feste, zeitlich eingeteilte Beatmungsform für besondere Patientengruppen.

Bei der Evita 2 eignet sich BIPAP APRV sehr gut für die Einstellung der Rekrutierung (Lachmannsche Rekrutierung ⇨ hohe Frequenz (z. B. 50/min), ein hoher Inspirationsdruck (z. B. 40 mbar) und ein hoher PEEP (z. B. 20 mbar) für einen kurzen Zeitraum – zur Eröffnung der Lunge). Da die Parameterwerte (Inspirationszeit, Exspirationszeit, Inspirationsdruck und PEEP) in einem besonderen Einstellmodus eingegeben und nicht über die eigentlichen Parametereinstellregler eingestellt werden, sind sie auch nur in diesem Modus verfügbar.
Die Evita XL bietet mit der Kombinationseinstellung von Inspirationsdruck und PEEP und der Möglichkeit, beide Parameter in Echtzeit zu verändern, ein neues Werkzeug zur Rekrutierung.

4.3.2.3. BIPAP ASB

Die Evita 4 bietet im Gegensatz zu der Evita 2 im BIPAP-Modus die Möglichkeit, einen ASB einzustellen. Dieser ASB unterstützt aber nur die Atmung des Patienten auf dem unteren Druckniveau. Die Evita 2 bietet die Möglichkeit eines ASB nur im BIPAP-SIMV-Modus.

4.3.2.4. BIPAP ASSIST

Eine Triggerung auf dem unteren PEEP-Niveau löst sofort einen definierten BIPAP Hub (Wechsel auf den hohen PEEP) aus.

4.4. Besonderheit S/T

Der Modus S/T (Spontaneus Timed) des BiPAP Vision® Gerätes der Firma Respironics entspricht einem BIPAP Modus.
Die Grundeinstellungen sind Frequenz, Inspirationszeit, Druckanstiegszeit (IPAP Anstieg) und oberer und unterer PEEP (IPAP und EPAP). Der Unterschied zum bisher besprochenen BIPAP besteht in der unterschiedlichen Reaktion des Gerätes auf den Trigger. Wird ein Atemzug über das Gerät ausgelöst, über die eingestellte Frequenz, wird der obere Druck (IPAP) für die gesamte Inspirationszeit gegeben. Triggert der Patient das Gerät, wird der obere Inspirationsdruck (IPAP) als Hilfsdruck verwendet, ist also nicht zeitlich an die Inspirationszeit gebunden, sondern wird bei Unterschreiten eines Minimalflows am Ende der Inspiration abgeschaltet.
Die zusätzliche Einstellung eines Hilfsdrucks, wie sie bei den anderen Geräten im BIPAP-Modus möglich ist, ist nicht vorgesehen.

4.5. Besonderheit ASV

Die Firma Hamilton bietet mit dem Galileo ein „vollautomatisches" Beatmungsmuster an, welches man als Weiterentwicklung des MMV (siehe 5.4.) bezeichnen kann.

Wenn der Patient nicht spontan atmet, übernimmt die Maschine die komplette Beatmung. Deshalb erscheint ASV auch hier als maschinelle Beatmungsform.

Das ASV **A**daptive **S**upport **V**entilation (angepasste unterstützende Beatmung).
Der Bediener muss nur das Ideale Körpergewicht des Patienten, den PEEP und das FiO_2 eingeben.
Man geht davon aus, dass ein Mensch mit einer gewissen Größe ein bestimmtes ideales Körpergewicht hat. Das benötigte Atemminutenvolumen resultiert daraus (0,1 l/min / kg KG). Dieses Volumen bleibt gleich, egal ob es bei der bestimmten Größe eine Gewichtsdifferenz nach oben oder unten gibt.
Aus der Formel errechnet sich z. B. bei einem männlichen Patienten mit einer Größe von ca. 174 cm ein ideales Körpergewicht von 70 KG. Das ergibt ein Atemminutenvolumen von 7 l/min.
Diese 7 l/min können in unterschiedlicher Form gegeben werden z. B. (blaue Kurve in Abbildung 20):

- 1 mal 7000 ml
- 10 mal 700 ml
- 100 mal 70 ml
- 1000 mal 7 ml

Über eine Formel (Otis-Formel) wird die Atemfrequenz mit dem zu applizierenden Atemzugvolumen für eine möglichst minimale Atemarbeit errechnet.
Für unseren o. g. Patienten wäre es eine Atemfrequenz von 15 AZ/min mit einem Atemzugvolumen von 467 ml. Damit sind über das Ideale Körpergewicht Atemfrequenz und Atemzugvolumen eingestellt.
Durch kontinuierliche Messungen wird aus den Vorgaben und den patientenbedingten Gegebenheiten immer versucht, diesen optimalen Wert beizubehalten.
Der Patient wird außerdem über die sog. Lungenschutzregeln in seiner Beatmung abgesichert (grünes Rechteck in Abbildung 20). Diese Werte errechnen sich ebenfalls nach dem Idealen Körpergewicht. Die Lungenschutzregeln sind Vermeiden von:

a. zu hohen Tidalvolumen und Drücken
b. zu niedrigem Tidalvolumen
c. zu hoher Frequenz
d. zu niedriger Frequenz (Apnoe)

Zu Beginn der Beatmung werden fünf Testatemzüge gegeben (gelbe Kreuze in Abbildung 20).
Um die Zielwerte zu erreichen (roter Kreis in Abbildung 20), reagiert das Gerät folgendermaßen:

- wenn das aktuelle Atemzugvolumen zu gering ist, wird der Inspirationsdruck erhöht
- wenn das aktuelle Atemzugvolumen zu hoch ist, wird der Inspirationsdruck verringert
- wenn die aktuelle Frequenz zu niedrig ist, wird die Frequenz erhöht
- wenn die aktuelle Frequenz zu hoch ist, wird die Frequenz verringert
- wenn aktuelles Atemzugvolumen und aktuelle Frequenz den Zielwerten entsprechen, bleibt die Beatmung unverändert.

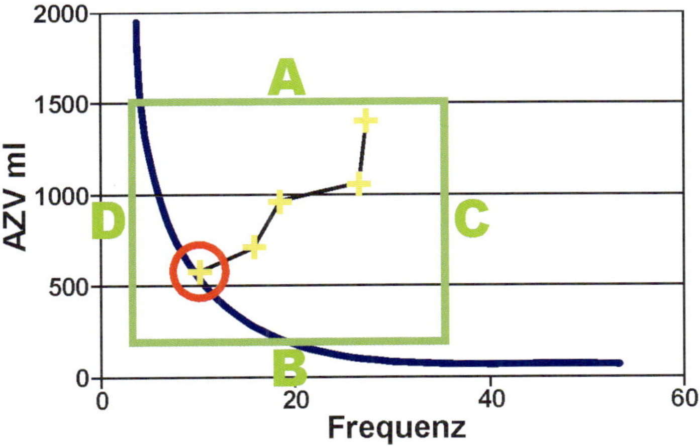

Abbildung 20: ASV

Das optimale Beatmungsmuster und die Lungenschutzwerte werden kontinuierlich an die Atemmechanik des Patienten (Compliance und Resistance) angepasst.

Je mehr Frequenz und Atemarbeit vom Patienten übernommen werden, desto weniger wird durch das Beatmungsgerät geleistet.
Das Beatmungsmuster ASV steuert also von der kompletten maschinellen Beatmung bis zur Spontanatmung selbständig Atemfrequenz und Beatmungsdruck nach den berechneten Werten über eine kontinuierliche Kontrolle der Patientendaten. Der Patient wird „automatisch" entwöhnt.

5. Kombinierte Beatmungsmuster

Der Patient wird maschinell beatmet. Er kann aber auch spontan atmen und/oder wird in der Spontanatmung vom Beatmungsgerät unterstützt.

5.1. BIPAP

siehe 4.3.

5.2. ASV

siehe 4.5.

5.3. SIMV

Synchronized **I**ntermittend **M**andatory **V**entilation (Synchronisierte Intermittierende Maschinelle Beatmung).
SIMV ist eine Mischform zwischen Spontanatmung und maschineller Beatmung, die eine Mindestventilation des Patienten gewährleistet. Die maschinelle Beatmung kann, je nach Respirator, Volumen- oder Druckkontrolliert eingestellt werden. Wichtig ist die Reduzierung der eingestellten mandatorischen Atemfrequenz, im Vergleich zur reinen maschinellen Beatmung, um dem Patienten die zeitliche Möglichkeit zur Spontanatmung zu geben.
Die Beatmungsform, die dem SIMV voranging, hieß IMV. Bei dieser Form konnte es passieren, dass der Patient, der gerade spontan eingeatmet hatte, von der Maschine zusätzlich einen vollständigen Atemhub erhielt. Durch Synchronisierung des IMV ⇨ SIMV wurde diesem Problem begegnet.

Die synchronisierte Form arbeitet folgendermaßen:
Die Maschine gibt einen Atemhub und öffnet anschließend ein sogenanntes Zeitfenster. Dieses Zeitfenster ist unterteilt. In den ersten 80 % des Fensters kann der Patient spontan atmen und ein Trigger löst einen evtl. eingestellten Hilfsdruck aus. In den restlichen 20 % des Fensters kann der Patient durch einen Triggerimpuls nur einen maschinellen Beatmungshub auslösen. Die Zeit, die im Erwartungsfenster vor einem von der Maschine aus-

gelösten Beatmungshub liegt, wird auf die Exspirationszeit aufgerechnet, um die eingestellte IMV-Frequenz einzuhalten (siehe Abbildung 21).

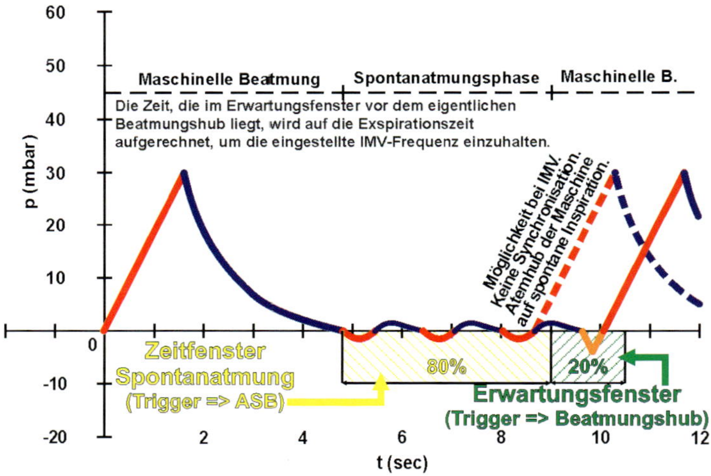

Abbildung 21: Schema SIMV

Bei einigen Geräten (z. B. Evita 2 dura, Evita 4, XL) nimmt der Anwender über die Einstellung der Inspirationszeit Einfluss auf die Zeitfenster.

Bei anderen Geräten (z. B. Servo 900 C, Evita 2) wird die Inspirationszeit über den Regler für die mandatorische Frequenz und die Einstellung des Atemzeitverhältnisses bestimmt. Die tatsächlich gegebene maschinelle Frequenz wird über einen zusätzlichen Regler (fIMV) eingestellt.

Dabei ist zu beachten, dass die mandatorische Frequenz unbedingt höher eingestellt werden muss als die IMV-Frequenz (fIMV).

5.4. MMV

MMV bedeutet **M**andatory **M**inutevolume **V**entilation (Maschinelle Minutenvolumen Beatmung) und ist mit dem SIMV vergleichbar.

Es wird wie beim SIMV eine Frequenz und ein Atemzugvolumen eingestellt. Daraus resultiert ein Atemminutenvolumen. Wenn der Patient nicht atmet, wird er mit diesem eingestellten Atemminutenvolumen beatmet. Atmet der Patient spontan ein gewisses Atemminutenvolumen, wird dieses vom eingestellten Minutenvolumen subtrahiert und nur das restliche Minutenvolumen gegeben. Atmet der Patient spontan ein größeres Minutenvolumen als das an der Maschine eingestellte, wird diese nicht aktiv.

Der Unterschied zum SIMV besteht also darin, dass die Aktivität der Maschine beim MMV vom Minutenvolumen des Patienten abhängt.

Eine Überwachung der oberen Atemfrequenz und des unteren Atemzugvolumens ist hier unbedingt nötig, weil der Patient durch Hecheln (hohe Atemfrequenz mit minimalem Atemzugvolumen) ebenfalls das eingestellte Atemminutenvolumen erreichen kann.

6. Spontanatmung am Beatmungsgerät

Eine reine Spontanatmung ist am Beatmungsgerät nicht üblich. Sobald atemunterstützende Maßnahmen (z. B. ASB) eingestellt sind, kann nicht mehr von reiner Spontanatmung gesprochen werden. Hoch eingestellte unterstützende Maßnahmen machen aus der Spontanatmung eine Beatmung.
Nur der Einsatz der Tubuskompensation macht eine Spontanatmung ohne unterstützende Maßnahmen an einem Respirator sinnvoll.

6.1. CPAP

Continuous **P**ositive **A**irway **P**ressure (Kontinuierlicher Positiver Atemwegsdruck).
CPAP ist kein Beatmungsmodus, sondern eine Spontanatmungsform mit einem vorgegebenen PEEP. Der Patient atmet spontan auf einem eingestellten PEEP-Niveau.
Es gibt keine maschinellen Beatmungshübe (siehe Abbildung 22).

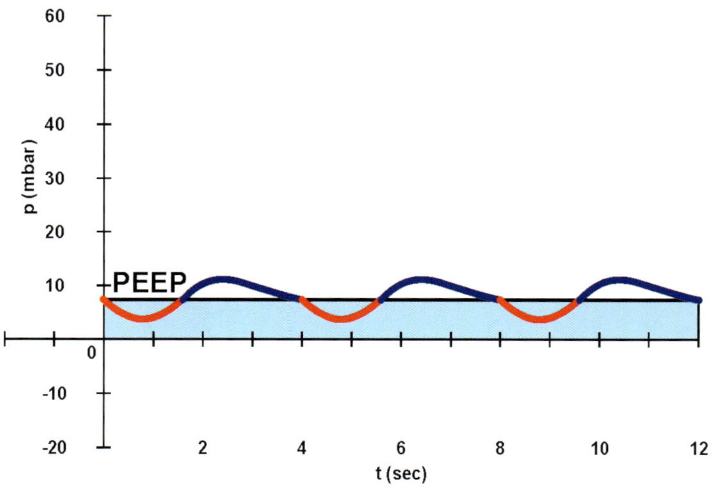

Abbildung 22: Schema CPAP

6.1.1. Ventilsteuerung bei CPAP

6.1.1.1. Continuous-Flow CPAP

Beim Continuous-Flow-CPAP wird ein kontinuierlicher Atemgasfluss aus einer Frischgasquelle mit einem elastischen Reservoir und einem PEEP-Ventil kombiniert. Das Fehlen eines Inspirationsventils verringert eine zusätzliche Atemarbeit für den Patienten. Allerdings ist kein atemmechanisches Monitoring vorhanden.
Diese Form des CPAP wird mit einfach aufgebauten Geräten ermöglicht (siehe die „Blase" und Abbildung 23) auch das CPAP CF 800 der Firma Dräger gehört zu diesen Geräten.

Die „Blase" und „Otto" (CPAP-Geräte)

Bei der „Blase" dient als Reservoir ein großer Ballon, der sich mit einem Sauerstoff- und Druckluftflow füllt und somit inspiratorische Flowschwankungen ausgleichen kann.

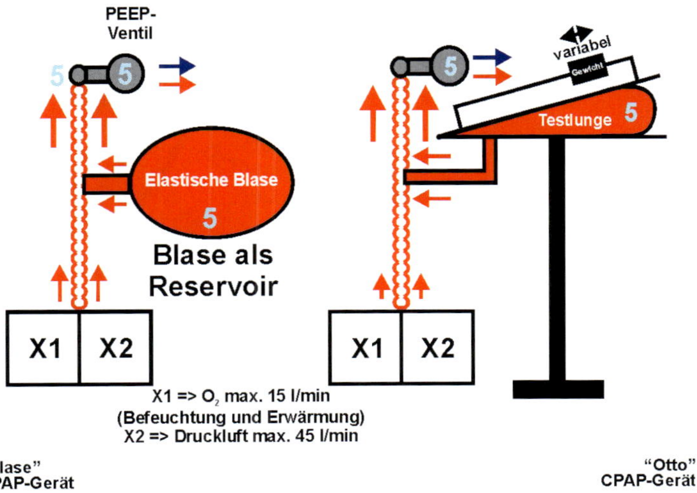

Abbildung 23: CPAP-Geräte

Bei dem „Otto" dient als Reservoir eine Konstruktion, die aus zwei mit einem Scharnier an einer Seite zusammengefassten Acrylglasscheiben besteht, zwischen denen sich eine große Testlunge mit hoher Compliance befindet. Auf der oberen Scheibe befindet sich eine Vorrichtung wie bei einer Patientenwaage (ein auf einer Schiene bewegliches Gewicht).

6.1.1.2. Demand-Flow CPAP

Überwiegend wird bei modernen Beatmungsgeräten mit einem Demand Flow System eine CPAP-Atmung ermöglicht. Das Gerät versucht, den Druck (PEEP) konstant zu halten.
Baut der Patient einen Unterdruck im System auf, öffnet sich das Inspirationsventil und schließt sich erst, wenn der gegebene Flow (Demand Flow) den Unterdruck wieder ausgeglichen, also den eingestellten PEEP wieder erreicht hat (Inspiration).
Baut der Patient einen Überdruck auf, öffnet sich das Exspirationsventil, bis der Überdruck ausgeglichen ist (Exspiration).
Eine zusätzliche Atemarbeit für den Patienten hängt hier von der Sensibilität und Reaktionsgeschwindigkeit der Ventile ab.

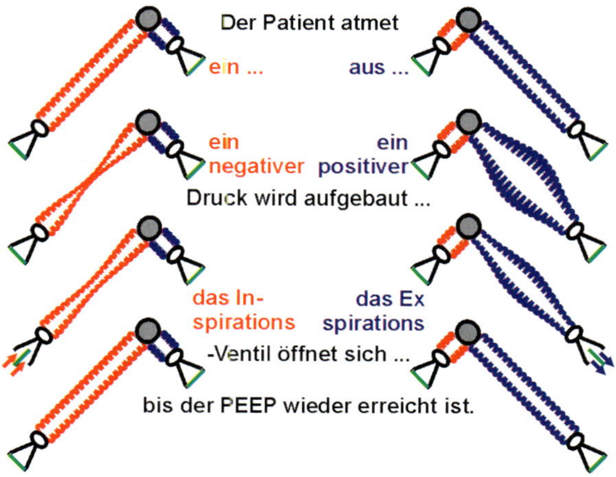

Abbildung 24: Drucksensible Ventilsteuerung

6.1.1.3. Flow By

Ein anderes Steuerungssystem für eine CPAP-Atmung ist z. B. beim Bennett 7200 in Form der Flow By-Einstellung zu finden.

Hier existiert im Beatmungssystem ein kontinuierlicher Flow (Basisflow einstellbar von 5 l/min bis 20 l/min). Eine Flowmessung erfolgt sowohl in der Inspiration als auch der Exspiration.
Wenn der Patient versucht einzuatmen, wird der Anstieg des Flows über den Flowtrigger erkannt. Das Gerät reagiert darauf mit der Umschaltung des Inspirationsventils, das nun (wie in 6.1.1.1. beschrieben) einen Flow solange appliziert, bis der eingestellte PEEP wieder erreicht ist. Die Umschaltung auf Exspiration erfolgt, wenn der Flow in der exspiratorischen Flowmessung höher ist als der in der inspiratorischen Flowmessung. Das Inspirationsventil schaltet nun so lange auf den minimalsten Basisflow (5 l/min) um, bis der Patient vollständig ausgeatmet hat (um die exspiratorische Atemarbeit nicht zu erhöhen). Erst danach wird der eingestellte Basisflow wieder aktiv.
Der Patient erhält also sofort einen Frischgasflow und muss keine zusätzliche Atemarbeit zur Ventilsteuerung aufbringen.
Die Druckschwankungen in der Druckkurve sind geringer (siehe Abbildung 25).

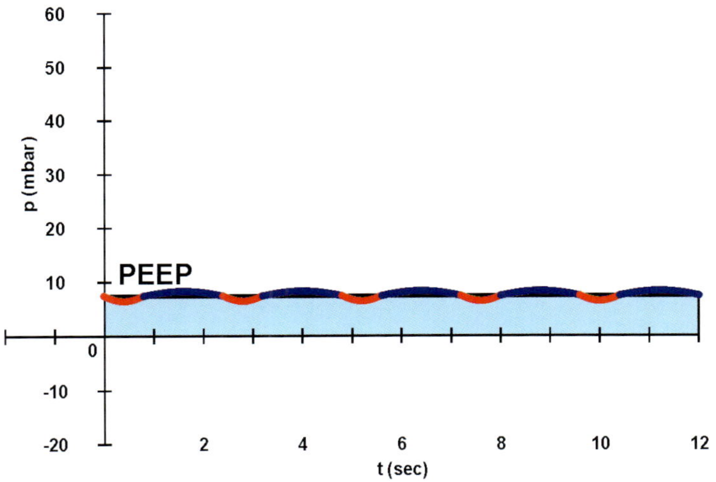

Abbildung 25: Schema Flow By

6.1.2. Apnoeüberwachung / Apnoebeatmungsmuster

Die Apnoeüberwachung ist die wichtigste Überwachungsfunktion bei der Spontanatmung an einem Respirator.
Der Alarm ist bei den meisten Geräten mit einem Apnoebeatmungsmuster (auch Backup-Ventilation genannt) gekoppelt.
Generell erfolgt nach einer vorgegebenen oder frei wählbaren Apnoezeit zwischen 15 bis 60 Sekunden ein akustischer und optischer Alarm und die Apnoebeatmung wird aktiviert. Der Patient wird mit einem voreingestellten Beatmungsmuster beatmet.
Die Apnoebeatmung muss deaktiviert werden, damit der Patient wieder spontan atmen kann.
Bisher einzige Ausnahme ist der Bennett 840, der auf wieder einsetzende Spontanatmung des Patienten automatisch zur Spontanatmungsform umschaltet.
Bei der Evita 2 dura, 4 und XL kann der Patient während der Apnoebeatmung spontan in Zeitfenstern, wie bei SIMV mitatmen.
Bei häufig einsetzender Apnoeventilation z. B. bei Patienten, die in einer Ruhephase längere Atempausen haben als die meist sehr kurz eingestellte Apnoealarmzeit (15-20 Sekunden), darf aus Sicherheitsgründen das Apnoebeatmungsmuster nicht deaktiviert werden. In diesen Fällen sollte die Apnoezeit verlängert werden.

Die Einstellung des Apnoebeatmungsmusters ist an den Geräten unterschiedlich.

Bennett 7200: Das Apnoebeatmungsmuster ist über die Option 1 (++ Taste) einstellbar. Hier wird ein Volumenkontrolliertes Beatmungsmuster (Atemfrequenz, Atemzugvolumen, Inspirationsflow und FiO_2) eingestellt.
Evita 2: Das Apnoebeatmungsmuster ist über das Auswahlmenü anwählbar. Ist diese Option aktiviert, muss ein IPPV-Beatmungsmuster an der Maschine eingestellt werden.
Die meisten anderen Respiratoren besitzen eine gesonderte Einstellung des Apnoeprogramms mit einer Vorwahl einer Frequenz und eines Atemzugvolumens.
Ältere Geräte wie z. B. der Servo 900 C haben **kein** Apnoebeatmungsprogramm, sondern nur einen Apnoealarm.

6.1.3. Atemfrequenzüberwachung

Die Atemfrequenzüberwachung dient der Erfassung und Vermeidung von Tachypnoen. Die Alarmierung erfolgt akustisch und optisch.
Hohe Spontanatemfrequenzen (> 35/min) sind bei längerer Dauer Vorzeichen einer drohenden respiratorischen Erschöpfung des Patienten ("muscle fatigue"). Wird neben der Frequenzsteigerung zusätzlich das Atemzugvolumen kleiner, verschlechtert sich die Ventilation der Lunge, die Atemarbeit wird massiv gesteigert und unökonomisch. Dementsprechend müssen die unterstützenden Maßnahmen (PS / ASB) erhöht oder sogar eine kontrollierte Beatmung eingestellt werden.

6.2. SB (Spontaneus Breathing)

Bei Spontaneus Breathing (Spontanatmung) ist weder ein PEEP noch eine Unterstützung der Spontanatmung eingestellt (PS/ ASB). Diese Einstellung ist an den Beatmungsgeräten zwar möglich, aus physiologischen und pathophysiologischen Gründen nicht sinnvoll und wird daher im klinischen Alltag nicht genutzt.

7. Sauerstoffinsufflation

Die Sauerstoffinsufflation über ein T-Stück stellt die einfachste Form der inspiratorischen Sauerstoffgabe des intubierten / tracheotomierten Patienten dar.
Über ein Flowmeter, das Sauerstoff in l/min dosiert, oder eine Flowmeterkombination aus Sauerstoff und Druckluft und einem Anfeuchter wird dem spontan atmenden Patienten über seinen Tubus / seine Trachealkanüle erwärmte und befeuchtete Inspirationsluft zugeführt. Sowohl der inspiratorische Sauerstoffanteil als auch der Inspirationsflow können eingestellt werden. Der maximale Fluss ist vom Flowmeter abhängig (meistens max. 15 l/min). Da zu Beginn der Einatmung der Inspirationsflow stets höher ist als der vom Insufflationsgerät kontinuierlich gelieferte Flow, wird das zusätzlich notwendige inspiratorische Atemgas vom Patienten über den offenen Schenkel des T-Stücks (Außenluft) eingeatmet (Entrainment). Der inspiratorische Sauerstoffanteil entspricht dadurch nicht dem am Gerät eingestellten. Um zu verhindern, dass zimmerwarme und trockene Außenluft in die tiefen Atemwege des Patienten gelangt, kann der freie Schenkel des T-Stücks mit einem 10 – 20 cm langen Atemschlauch verlängert werden. Die in diese Verlängerung exspirierte Luft wird bei der nächsten Inspiration zum Teil eingeatmet.

Tubus bzw. Trachealkanüle führen abhängig von ihrem Durchmesser und dem Inspirationsflow zu einer erhöhten Atemarbeit.

7.1. Sauerstoffinsufflation am Beatmungsgerät

Mit der Funktion O_2-Therapie ist es möglich, mit der Evita XL eine Sauerstoffinsufflation durchzuführen. Der Patient darf dabei nicht intubiert sein. Das Gerät darf hierzu nur mit einem Inspirationsschlauch ausgerüstet sein (nicht das normale Beatmungssystem verwenden!) und der Patient darf nur eine Insufflationsmaske (keine NIV-Maske!) bekommen. Am Gerät sind das FiO_2 und der Flow einstellbar.

8. Zusatzeinstellungen

8.1. Unterstützung der Atemarbeit

Die Zusatzeinstellungen gewähren dem spontan atmenden Patienten maschinelle Unterstützung der Atemarbeit durch das Beatmungsgerät. Auch hier gilt es unbedingt zu beachten, dass hoch eingestellte unterstützende Maßnahmen aus der Spontanatmung eine Beatmung machen und im Verlauf das Entwöhnen von der Beatmung verzögern.

8.1.1. Druckunterstützung (PS / ASB)

Beim PS (**P**ressure **S**upport) oder auch ASB (**A**ssisted **S**pontaneous **B**reathing) (Assistierte Spontanatmung) oder auch Hilfsdruck wird jeder Atemzug durch die Maschine mittels eines eingestellten Druckes unterstützt.
Zu Beginn der spontanen Inspiration löst der Patient über einen Trigger einen Atemgasfluss über das Inspirationsventil aus, um den an der Beatmungsmaschine eingestellten Druck zu erreichen und während der gesamten Inspiration konstant zu halten. Der Patient steuert den Beginn und das Ende einer Inspiration und damit die Atemfrequenz sowie das Atemzugvolumen. Das Maximum der zusätzlichen maschinellen Hilfe zur Spontanatmung wird von der Höhe der eingestellten Druckunterstützung bestimmt. Andererseits bestimmt der Patient nach Auslösung des Triggers durch die Stärke seiner Sponatanatmung die Höhe des Atemzugvolumens (siehe Abbildung 26).
Das Öffnen des Exspirationsventils wird hauptsächlich durch Unterschreiten eines minimalen Inspirationsflows bzw. durch ein Überschreiten des eingestellten Drucks oder der vorgegebenen maximalen Inspirationszeit ausgelöst.
Um die erhöhte, systembedingte Atemarbeit (Tubus / Trachealkanüle, Atemschläuche und HME-Filter) an einem Beatmungsgerät zu kompensieren, sollte ein (PS / ASB) von 6-10 mbar eingestellt werden.
Bei der Einstellung des PS ist darauf zu achten, welches Beatmungsgerät eingesetzt wird.
Bei einigen Geräten ist der PS-Druck der Spitzendruck, bei anderen der tatsächliche Hilfsdruck, der auf den PEEP addiert wird. Das bedeutet, dass bei der ersten Variante aus einem eingestell-

ten PS von 15 mbar und einem PEEP von 10 mbar ein tatsächlicher Hilfsdruck von nur 5 mbar resultiert (siehe Abbildung 27).

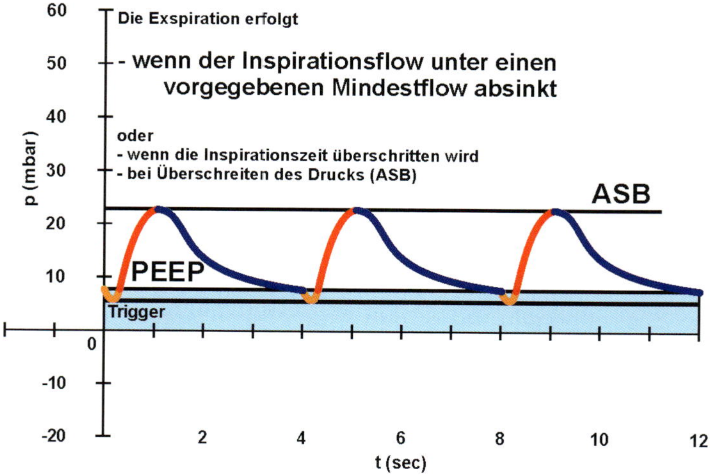

Abbildung 26: Schema CPAP + ASB

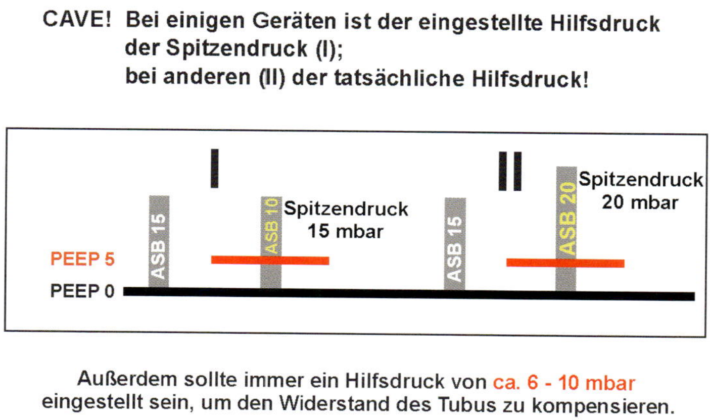

Abbildung 27: ASB unterschiedliche Einstellung

8.1.2. Volumenunterstützung (VS)

Bei der Volumenunterstützten Beatmung (VS Volume Support) (Servo 300, Servo i) wird dem Patienten durch eine variable Druckunterstützung eine volumenkonstante Atemhilfe ermöglicht. Die Druckunterstützung ist abhängig vom eingestellten Atemzugvolumen und von der Atemarbeit, die der Patient selbständig leistet.
Kann der Patient das eingestellte Atemzugvolumen durch seine Atemarbeit selbständig aufbauen, bekommt er keine Druckunterstützung der Maschine.
Kann der Patient das Atemzugvolumen nur teilweise selbständig aufbauen, bekommt er eine variable Druckunterstützung, bis das eingestellte Atemzugvolumen erreicht ist.
Die Inspiration wird durch den Patienten getriggert, die Exspiration wird wie beim PS / ASB über den abnehmenden Flow am Ende der Inspiration eingeleitet.

8.1.3. PPS / PAV

PPS (proportional pressure support) oder PAV (proportional assist ventilation).
Im Gegensatz zum normalen Pressure Support kann über PPS eine pathologische Compliance und/oder Resistance gesondert kompensiert werden.
Der Therapeut bestimmt, an welcher Stelle der Inspiration er unterstützt und wieviel er unterstützt.

Beginn der Inspiration	⇨ Kompensation der Resistance mit Hilfe der Flow Assist Einstellung.
Ende der Inspiration	⇨ Kompensation der Compliance mit Hilfe der Volumen Assist Einstellung.

Dieses Beatmungsverfahren eignet sich für wenige Patienten und ist vom Aufwand extrem anspruchsvoll. Compliance und Resistance müssen ständig überwacht und die dazugehörigen Einstellparameter ständig variiert werden.
Für die Grundeinstellung sind verlässliche Werte der Compliance und Resistance nur während einer Volumenkontrollierten Beatmung ohne Spontanatmung und Intrinsic PEEP des Patienten zu

erhalten. Das bedeutet, dass ein eigentlich spontan atmender Patient erst einmal wieder volumenkontrolliert ohne Spontanatmung beatmet werden muss! Eingestellt werden dabei bis zu 80 % der gemessenen Werte (R und C).
Im Gegensatz zu PS ist die Höhe der Druckunterstützung abhängig von der Einatembemühung des Patienten. Das bedeutet, je kräftiger der Patient einatmet, desto mehr Druckunterstützung bekommt er. Im Gegensatz dazu bekommt er keine Mindestunterstützung. Wenn er nicht versucht, kräftig genug zu atmen, bekommt er auch weniger oder keine Druckunterstützung (deshalb proportionale Unterstützung). Wichtig ⇨ Ein Apnoebeatmungsmuster muss aktiviert sein! Bei PS / ASB braucht der Patient nur die Triggerschwelle zu überschreiten, um die volle Druckunterstützung zu erhalten.
Probleme:
Bei zu hoch eingestellten Assist-Werten kann es zu einer Überkompensation kommen („Runaway").
Bei zu hoch eingestelltem Volumen Assist (Compliance) kann es zu hohen Atemzugvolumina und zum „Gegenatmen" (Versuch, die Inspiration durch eine vorzeitige Exspiration abzubrechen) kommen.
Bei zu hoch eingestelltem Flow Assist (Resistance) kann es zur Selbsttriggerung des Gerätes kommen, die sich auch nicht durch eine Erhöhung des Flowtriggers beseitigen lässt.

Der Modus PPS / PAV kann auch beim Bennett 840 als PAV + eingestellt werden. Hier ist es nicht nötig, die Resistance und Compliance vorher zu bestimmen, um das Gerät einzustellen. Die Software zur Steuerung des PAV + kalkuliert kontinuierlich und passt die Unterstützung automatisch an. Der Anwender muss nur eingeben, mit wie viel Prozent er den Patienten unterstützen will. Eine Apnoebeatmung ist automatisch im Hintergrund aktiv.

8.2. Verminderung der zusätzlichen Atemarbeit

Durch den Tubus muss der Patient zusätzliche Atemarbeit leisten, die durch die hier aufgeführten Zusatzeinstellungen kompensiert werden kann.

Die Atemarbeit nimmt überproportional zum Flow zu und sie wird mit geringer werdendem Tubusinnendurchmesser immer größer (siehe Abbildungen 28, 29 und 30).

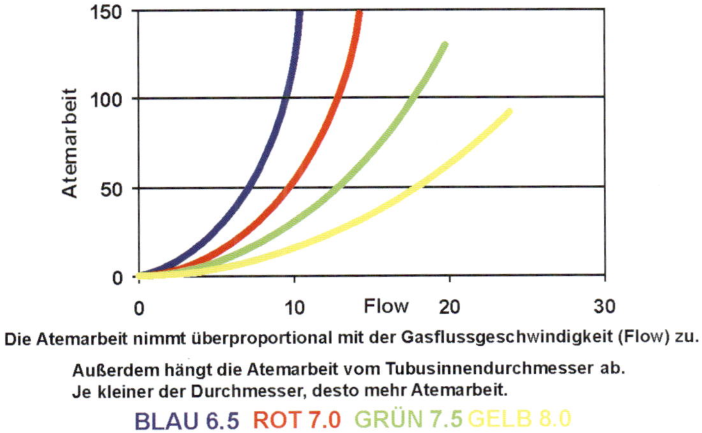

Abbildung 28: Tubusgröße und Atemarbeit

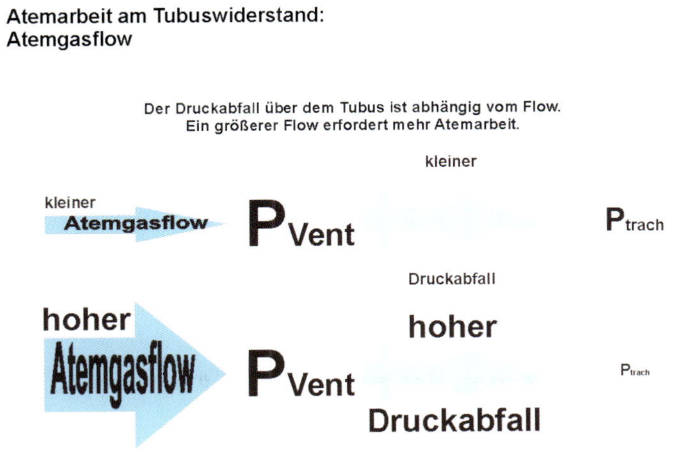

Abbildung 29: Atemarbeit & Atemgasflow

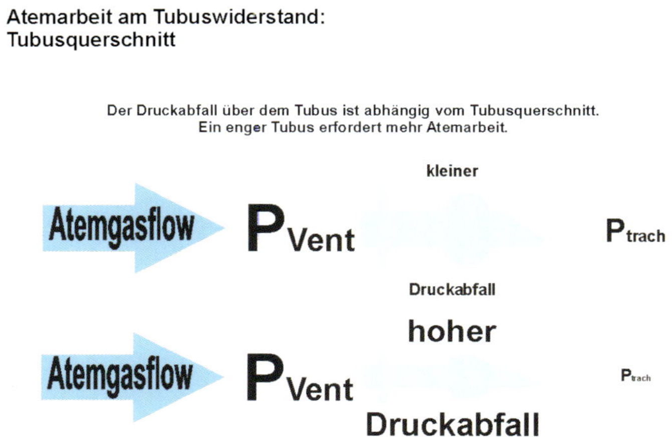

Abbildung 30: Atemarbeit & Tubusquerschnitt

8.2.1. Tubuskompensation (ATC / TC)

Die **A**utomatische **T**ubus **C**ompensation ist im Prinzip nichts anderes als ein Hilfsdruck (PS / ASB).
Der Unterschied zum PS besteht in der Flowsteuerung. Ein PS-Druck ist während der gesamten Inspiration in der eingestellten Höhe konstant. Das bedeutet, dass der Druck am Anfang einer Inspiration, bei hohem Flow, zu gering sein kann, um die Atemarbeit des Patienten zu kompensieren.
Am Ende der Inspiration, wenn der Flow geringer wird, kann der Druck zu hoch sein, also überkompensieren.

ATC regelt die Höhe eines, dem Tracheal- oder Endotracheal-Tubus angepassten Drucks proportional zum Inspirationsflow (maximal 5 mbar unterhalb der eingestellten Druckgrenze). Das bedeutet, dass in der Anfangsphase der Inspiration, bei hohem Inspirationsflow, auch der Druck hoch ist. Je weiter die Inspiration fortschreitet, nehmen der Inspirationsflow und demzufolge auch der Druck ab. Es wird also zu jeder Zeit bzw. zu jedem Flow der passende Druck gegeben, der damit die zusätzliche Atemarbeit, die durch einen Tubus entsteht, kompensiert (siehe Abbildung 31).

Die vom Patienten zu leistende Atemarbeit, Volumen in die Lunge zu bekommen, wird allerdings durch ATC nicht geringer, diese kann dann mit einem PS-Druck unterstützt werden.

Da der Tubus durch eine 100 %ige Kompensationseinstellung keine Rolle mehr für die Atemarbeit des Patienten spielt, wird ATC auch als „elektronische Extubation" bezeichnet.

Die eigentlich für die Spontanatmung an einem Beatmungsgerät gedachte Funktion ATC lässt sich auch bei einer Druckkontrollierten Beatmung oder beim BIPAP einsetzen. Hier hat ATC den Effekt, dass bei gleich bleibenden Atemzugvolumina der Inspirationsdruck reduziert werden kann. Der Inspirationsdruck muss jetzt nicht mehr den Tubuswiderstand überwinden **und** die Lunge füllen, sondern ist **nur noch** für das Füllen der Lunge zuständig.

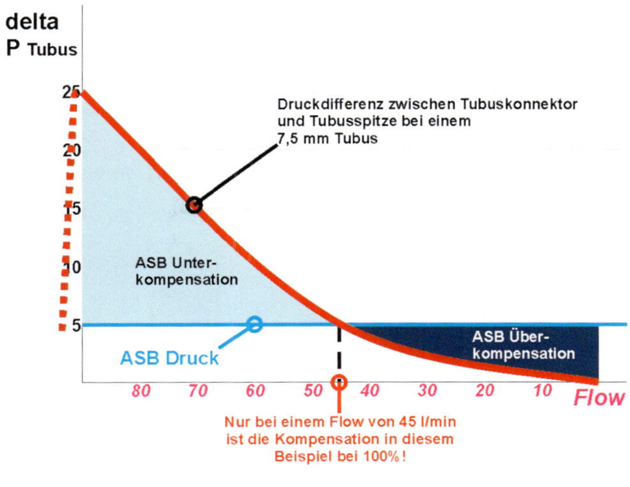

Abbildung 31: ATC

Aus forensischen Gründen ist beim Einsatz von ATC in der Dokumentation darauf zu achten, dass nicht nur der Spitzendruck, sondern auch bzw. gerade der eingestellte Inspirations- oder PS-Druck notiert wird.

Der Druck in der Lunge wird bzw. kann normalerweise nicht gemessen werden.
Der eingestellte Inspirationsdruck ist der Druck, der annähernd während einer Inspiration in der Lunge vorhanden ist (nur unter Einsatz von 100 % ATC).
Der gemessene Spitzendruck wird vor dem Tubus (vom Beatmungsgerät kommend) gemessen und setzt sich aus dem Inspirationsdruck **und** dem ATC-Druck zusammen. Dieser Wert ist demzufolge wesentlich höher als hinter dem Tubus, also in der Lunge. Die Differenz zwischen gemessenem Spitzendruck und eingestelltem Inspirationsdruck ist von der Tubusart (Tracheal/ Endotracheal), der Tubusgröße und dem Inspirationsflow abhängig.

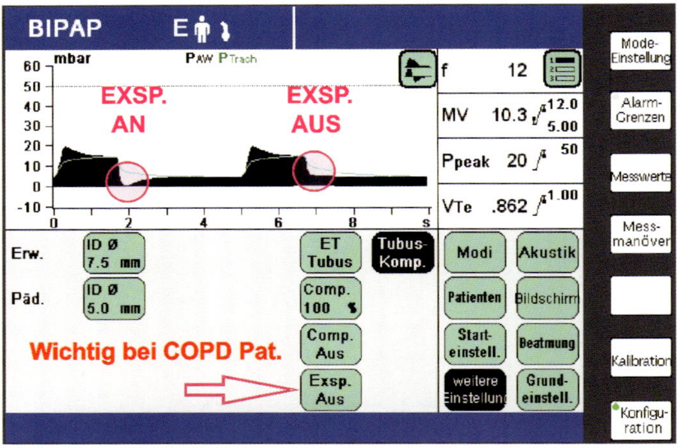

Abbildung 32: Exspiration und ATC

Die Aktivierung der exspiratorischen ATC führt während der Exspiration zu einer kurzzeitigen Erniedrigung des eingestellten PEEP auf den Atmosphärendruck, um die Exspiration zu erleichtern. Der Tubuswiderstand muss ja auch während der Exspiration überwunden werden (keine 100%ige Kompensation).
Diese Einstellung ist aber bei allen obstruierten Patienten (COPD) sowie bei Patienten im ALI / ARDS kontraindiziert. Diese Pati-

enten profitieren von einem externen PEEP auch in der Exspirationsphase, um ihre Atemwege zu „schienen" (Lippenbremse) (siehe auch Intrinsic PEEP).

8.2.2. TC

Das Beatmungsgerät Bennett 840 bietet ebenfalls eine Tubuskompensation an, hier als TC bezeichnet. Die Einstellungen sind deren der Evita ähnlich. Zusätzlich kann hier die E_{SENS} eingestellt werden, um den Flow zu beeinflussen, bei dem die Maschine auf Exspiration umschaltet (Evita festgelegt auf 4 l/min).
Ein weiterer Unterschied zur Evita ist, dass TC nicht mit einem Hilfsdruck (PS) gekoppelt werden kann!

8.3. Hilfen zur Automatisierung des Beatmungsmusters

Durch diese Hilfen werden automatisch Parameter vom Beatmungsgerät gesteuert, um die Beatmung zu optimieren, ohne dass der Anwender eingreifen muss.

8.3.1. AutoFlow®

AutoFlow® ist eine Zusatzeinstellung der Evita. Wie der Name schon sagt, ist es eine automatische Steuerung des Inspirationsflows bei einer Volumenkontrollierten Ventilation (auch in der Apnoe Ventilation).
Der Inspirationsflow wird der Lungensituation (Resistance und Compliance) so angepasst (optimiert), dass er niedrig genug ist, um hohe Spitzendrücke zu vermeiden und so hoch, dass das eingestellte AZV komplett verabreicht werden kann (siehe auch Abbildung 38). Auch der Inspirationsdruck wird automatisch generiert.
Die manuelle Inspirationsflow- und die Inspirationsdruckeinstellungen entfallen.
Außerdem bietet AutoFlow® die Möglichkeit, dass der Patient während der Plateauzeit ein- und ausatmen kann.
Das Ergebnis ist dem PLV (siehe 4.2.2.) ähnlich (Vorteile der Volumenkontrollierten Beatmung gekoppelt mit den Vorzügen der Druckkontrollierten Beatmung).

8.3.2. APV

Ebenfalls dem PLV (siehe 4.2.2.) ähnlich (Vorteile der Volumenkontrollierten Beatmung gekoppelt mit den Vorzügen der Druckkontrollierten Beatmung) ist die Einstellung APV, die die Firma Hamilton in ihrem Galileo anbietet.
APV ist eine Druckkontrollierte Beatmung mit einem fest eingestellten AZV.
Der Inspirationsdruck ist nicht fest eingestellt (z. B. 20 mbar), der immer ein inkonstantes AZV liefern würde, sondern es wird ein Druckbereich vorgegeben (z. B. 15 mbar – 25 mbar).
Die Maschine kann diesen Druckbereich nutzen (mit der Vorgabe, immer nur den möglichst niedrigsten Inspirationsdruck zu wählen), um das eingestellte AZV zu applizieren.

8.3.3. PRVC

PRVC (Pressure Regulated Volume Control) (Servo 300, Servo i) ist mit APV (8.3.2.) und AutoFlow® (8.3.1.) zu vergleichen. Die Vorteile der Druckkontrollierten Beatmung werden mit den Vorteilen der Volumenkontrollierten Beatmung kombiniert.
Ein voreingestelltes Atemzugvolumen wird mit einem vom Respirator regulierten, möglichst niedrigen Inspirationsdruck als Druckkontrollierte Beatmung appliziert.

8.3.4. Automode®

Automode® ist ein Beatmungsmuster, das eine kontrollierte maschinelle Beatmung mit einer unterstützenden (augmentierten) Spontanatmung kombiniert (Servo 300, Servo i).
Folgende Kombinationen sind einstellbar:

- Volumenkontrollierte Beatmung und Volumenunterstützung
- PRVC und Volumenunterstützung
- Druckkontrollierte Beatmung und Druckunterstützung

Die Eigenaktivitäten des Patienten werden eng überwacht.
Ist der Patient aktiv, indem er das Beatmungsgerät triggert und eigene Atemarbeit leistet, schaltet die Maschine in einen unter-

stützenden Modus. Ist der Patient inaktiv, wird er kontrolliert beatmet.

8.4. Automatische Weaningprogramme

8.4.1. ASV

siehe 4.5.

8.4.2. SmartCare PS

Mit der Evita XL hat die Firma Dräger ein automatisches Weaning Programm eingeführt.
SmartCare PS (PS gleich pressure support) ist im CPAP Modus als erweiterte Einstellung zu nutzen. Der Patient muss dafür in der Lage sein, ausreichend frequent zu atmen.
Die Eingaben des Therapeuten, das gemessene Atemzugvolumen, die Spontanatemfrequenz und das exspiratorische CO_2 werden in einem extra eingebauten und mit Patientendaten „gefütterten" Rechner verglichen, kontrolliert und ausgewertet.
Nach der Aktivierung des Programms steuert der Rechner automatisch den pressure support (gleich ASB-Druck). FiO_2, PEEP, Trigger und Alarmgrenzen werden von SmartCare nicht beeinflusst.
Ziel des Programms ist es, den Patienten in eine normofrequente Spontanatmung ohne Druckunterstützung zu überführen.
Die Tubuskompensation muss gewählt werden. Der PEEP sollte zumindest zum Ende der Weaningphase auf 5 mbar reduziert sein, das FiO_2 auf Werte unter 30 %.
Der Rechner versucht, den ASB-Druck in Schritten von 2-4 mbar zu reduzieren, bis, abhängig vom Befeuchtungssystem, eine minimale Druckunterstützung erreicht wird. Dabei wird die kontinuierliche Messung der o. g. Parameter eingesetzt. Damit es nicht ständig zu Veränderungen des ASB-Drucks kommt, reagiert das System relativ „träge" in 2-5 Minutenabständen.
Beim Absaugen sollte auch bei der Benutzung eines geschlossenen Absaugsystems die Absaugtaste gedrückt werden, damit das System die Absaugphase außer Acht lässt. Eine Einstellung der „Nachtruhe", ohne Weaningbemühungen des Gerätes, ist ebenfalls möglich.
Am Ende des Weanings wird ein Test von dem Respirator ausgeführt, der einem Spontanatemversuch ähnlich ist. Bei erfolg-

reichem Test erscheint die Anzeige: „SC: Entwöhnung abgeschlossen!". SmartCare PS muss dann vom Therapeuten beendet werden. Theoretisch kann der Patient extubiert werden.
Es ist jederzeit möglich, den Beatmungsmodus und alle Parameter zu verändern. Durch den Wechsel des Beatmungsmusters wird SmartCare PS abgebrochen.
Bei aktiviertem SmartCare müssen Leckagen unbedingt vermieden werden, da das System nicht zwischen insuffizienter Sponatanatmung und Leckage unterscheiden kann.

Einstellungen des SmartCare PS vor Programmaktivierung sind:

- ATC (Tubus / Trachealkanüle und -größe). Wichtig: 100 % Kompensation!
- Die Apnoeventilation muss, passend für den Patienten, eingestellt und aktiviert werden.
- Die Leckagekompensation muss aktiviert werden.
- Gewicht des Patienten (hier nicht das ideale Körpergewicht (wie sonst üblich), sondern das reale Gewicht)
- Atemwegszugang:
  tracheal / endotracheal und Anfeuchtungsart (für die HME Variante ist ein Mindest ASB-Druck von 5 mbar, für die aktive Anfeuchtung ein Mindest ASB-Druck von 0 mbar angestrebt)
- Anamnese:
  - Neurologische Störung (wird diese Einstellung gewählt, wird eine Frequenzobergrenze von 34 toleriert (normal 30)
  - COPD-Patient (aufgrund der chronisch erhöhten CO_2-Werte)
- Nachtruhe (Weaningpause)

Während das Programm ausgeführt wird, sind manuelle Einstellungen des ASB-Drucks möglich.
SmartCare PS bietet auch die Möglichkeit, Patientendaten aus dem Rechner der Evita XL auf einen anderen PC zu übertragen und auszuwerten.

9. Seufzer

Die Seufzer-Beatmung ist eine Einstellung des Beatmungsgerätes, die mit einer voreingestellten Frequenz *pro Stunde* mehrere Atemzüge hintereinander mit einem größeren Atemzugvolumen (siehe Abbildung 33) oder höherem PEEP (siehe Abbildung 34) ermöglicht. Die Blähung der Lunge durch eine intermittierende Seufzerbeatmung bei sedierten, liegenden Patienten soll die Atelektasenbildung vermeiden und kollabierte Alveolen wieder eröffnen.

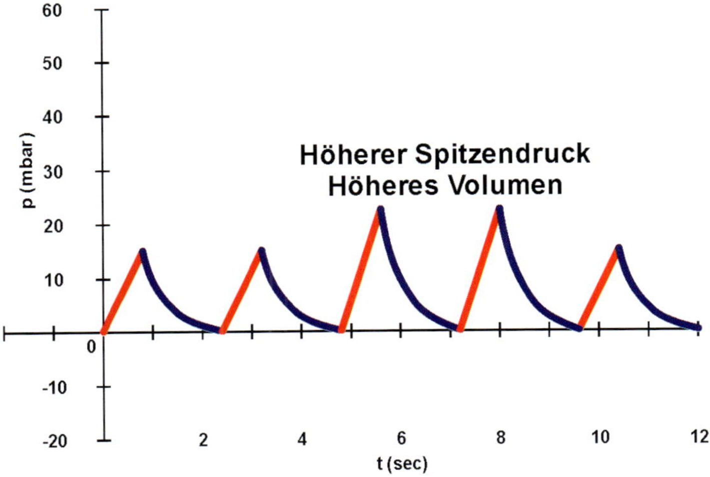

Abbildung 33: Schema Seufzer (höheres AZV)

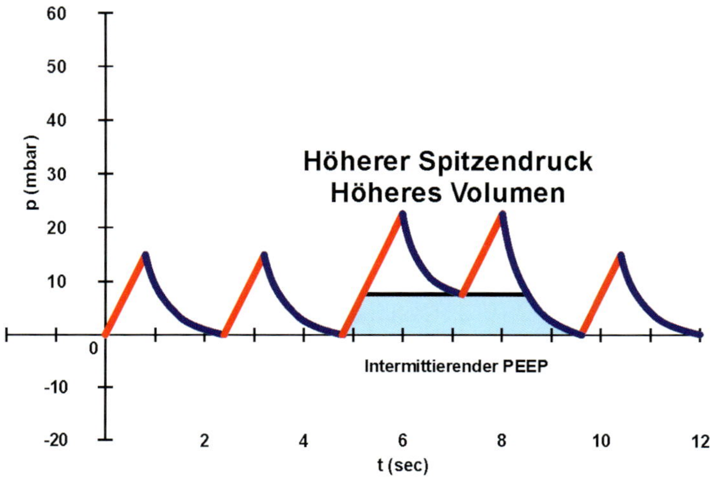

Abbildung 34: Schema Seufzer (intermittierender PEEP)

10. Compliance / Resistance

10.1. Compliance

Die Compliance ist ein Maß für die Dehnungsfähigkeit der Lunge. Je höher der Wert, desto besser die Dehnungsfähigkeit. Die Compliance kann vermindert sein durch:

- bindegewebig verändertes Lungengewebe
- Verklebungen der Pleuren
- Hämatothorax, Pneumothorax
- Zwerchfellhochstand
- Atelektasen
- Aspiration
- Lungenödem
- Pneumonie
- ARDS
- Deformitäten des Thoraxskelettes etc.

10.2. Resistance

Die Resistance ist ein Maß für den Atemwegswiderstand (Strömungswiderstand). Je niedriger der Wert, desto geringer die Atemwegswiderstände.
Die Resistance kann erhöht sein durch:

- Endotrachealtubus / Trachealkanüle
- zähen Schleim in den oberen Lungenbereichen
- übermäßige Schleimproduktion
- Bronchospasmen
- entzündlich veränderte, geschwollene Luftwege
- Emphysem
- Verlegung der oberen Luftwege etc.

Compliance und Resistance werden z. B. im IPPV Modus der Evita automatisch gemessen.

Wird die Compliance schlechter (Wert kleiner), erhöht sich der Spitzendruck UND der Plateaudruck.

Wird die Resistance schlechter (Wert höher), erhöht sich der Spitzendruck NICHT, aber der Plateaudruck.

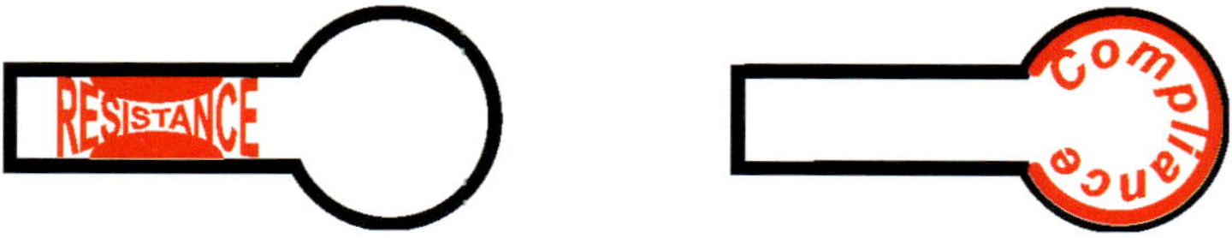

Abbildung 35: Resistance und Compliance

10.3. Kompartimente der Lunge

Leider reichen die beiden o. g. Werte nicht aus, um mechanische Vorgänge in der Lunge zu beschreiben, denn Compliance und Resistance kann man nicht getrennt betrachten. In der Lunge gibt es verschiedene Bereiche, die verschiedene Atemwegswiderstände und Dehnungsfähigkeiten aufweisen. Diese Bereiche werden als Kompartimente bezeichnet. In der groben Aufteilung gibt es Bereiche mit:

- hoher Compliance und hoher Resistance
- hoher Compliance und niedriger Resistance
- niedriger Compliance und hoher Resistance
- niedriger Compliance und niedriger Resistance.

Wenn man noch einen Zeitfaktor hinzunimmt, die sogenannte Zeitkonstante, die die Geschwindigkeit beschreibt, mit denen sich die unterschiedlichen Bereiche mit Luft füllen können, kann man aus den vier Bereichen vereinfacht zwei Bereiche machen, nämlich einen Bereich, der sich schnell füllt (kleine Zeitkonstante) und einen Bereich, der sich langsam füllt (große Zeitkonstante) (siehe auch 3.4.).

11. Grafische Unterstützung zum „Feintuning“

11.1. Flowkurven - Anzeige / - Bildschirm

Immer mehr moderne Respiratoren ermöglichen außer der Anzeige eines Druckzeitdiagramms eine Anzeige der Flowkurven (Flowzeitdiagramm) (Abbildung 36 und 37).
Die Anzeige ist für die Feineinstellung („Feintuning“) der Beatmungsparameter nützlich.
Wie in Abbildung 38 gezeigt, wird mit der roten, gepunkteten Inspirationskurve nur ein Teil der Inspirationszeit ausgenutzt. Die rote, durchgezogene Inspirationskurve ist über eine Flowreduzierung zustande gekommen. Ergebnis: Die gesamte Inspirationszeit wird ausgenutzt, der Inspirationsflow und demzufolge der Inspirationsdruck ist geringer, was sich günstig auf die Beatmung des Patienten auswirkt (siehe auch 3.4.). Die Zusatzeinstellung AutoFlow® (8.3.1.) der Evita arbeitet automatisch mit dem gleichen Ergebnis.
Beim Exspirationsbeispiel wird in der blauen, durchgezogenen Exspirationskurve eine abgeschlossene Exspiration, mit der blauen, gepunkteten Exspirationskurve eine abgebrochene Exspiration (Exspiratorisches Restvolumen, Airtrapping) dargestellt.

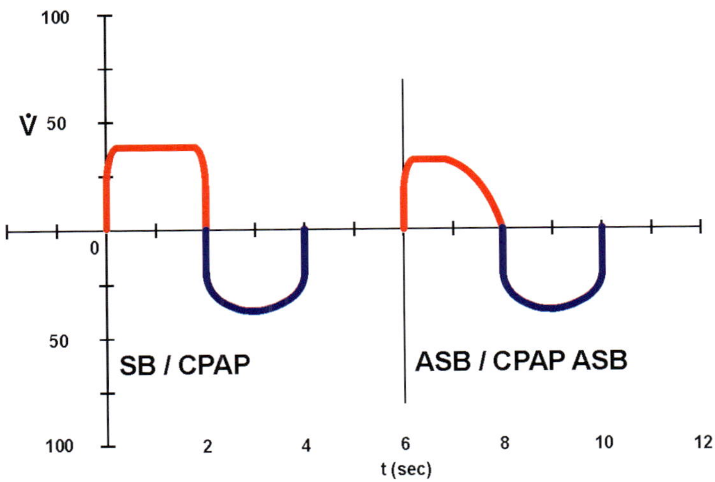

Abbildung 36: Schema Flowkurven I

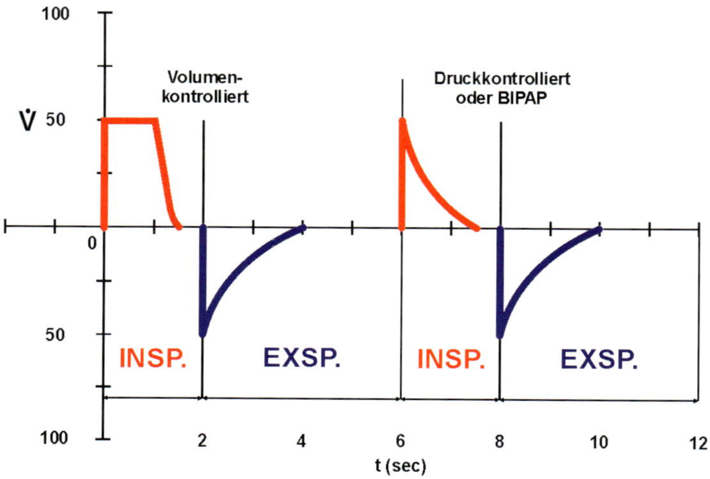

Abbildung 37: Schema Flowkurven II

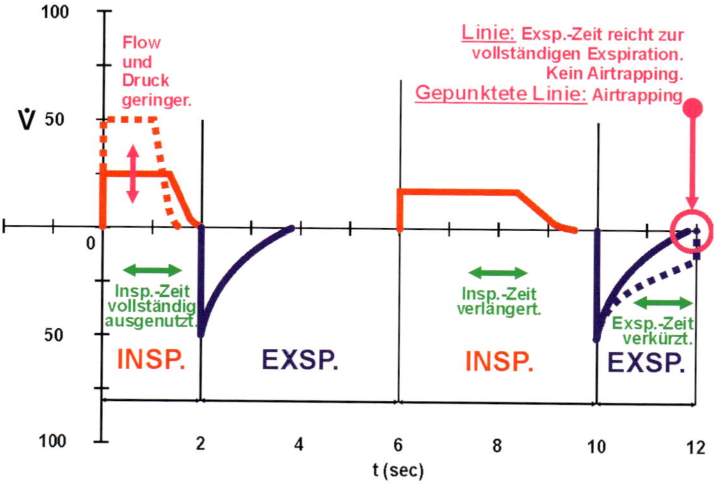

Abbildung 38: Schema Flowkurven „Feintuning“

11.2. LOOPS

LOOPS, hier am Beispiel des statischen PV-LOOPS (Druck-Volumenkurve), sind, wie die oben beschriebenen Flowkurven, ein zusätzliches Instrument, um eine Beatmungstherapie optimal an einen Patienten mit Lungenproblemen anzupassen. Der PV-Loop zeigt das Verhältnis von Volumen zu Druck an, aus der die Compliance resultiert. Das bedeutet, dass die Veränderung der Compliance bei sich veränderndem Volumen gezeigt wird.
Dynamische LOOPS eignen sich nur bedingt zur Auswertung der Compliance der Lunge, weil hier resistancebedingte Faktoren den reinen Complianceverlauf der Kurve verändern. Aussagekräftig ist nur ein LOOP, der bei einer flowkonstanten volumenkontrollierten Beatmung mit einem niedrigen Flow gemessen wird. Patientenaktivitäten sollten während der Messung nicht auftreten. Bei BIPAP oder druckkontrollierter Beatmung existiert ein dezelerierender Flow, der keine Rückschlüsse auf den Complianceverlauf zulässt.
Für die Beschreibung wird ein statischer LOOP gezeigt, der aber nur in einem Laborverfahren („Supersyringe"-Methode) und nicht während einer normalen Beatmung dargestellt werden kann.

LOOPS eignen sich zur Einstellung des optimalen PEEP oder/und des optimalen Inspirationsdrucks.
In der Abbildung 39 wird ein statischer LOOP gezeigt. Die Kurve hat zwei Umschlagpunkte, der sogenannte untere und obere Inflektionspunkt (lower and upper inflection point, Wend- oder Umschlagpunkt).
Im unteren Bereich der Kurve steigt der Druck nach Volumengabe bis zum Überschreiten des Alveolaröffnungsdrucks stark an (unterer Inflektionspunkt). Nach Überschreiten des unteren Inflektionspunkts steigt der Druck linear mit dem applizierten Volumen an. Erreichen die Alveolen die Grenzen ihrer Dehnbarkeit, führt eine kleine Volumenzunahme zu einem überproportionalen Druckanstieg (oberer Inflektionspunkt).
Die Quintessenz daraus ist:
Zwischen unterem und oberem inflection point ist die effektivste Beatmung möglich. Der optimale PEEP wird ein bis zwei Millibar oberhalb des unteren inflection point eingestellt. Der

eigentliche Beatmungshub wird also erst im optimalen Bereich gestartet. Der Inspirationsspitzendruck wird unterhalb des oberen Wendepunkts eingestellt, um eine Überdehnung der Lunge zu vermeiden.

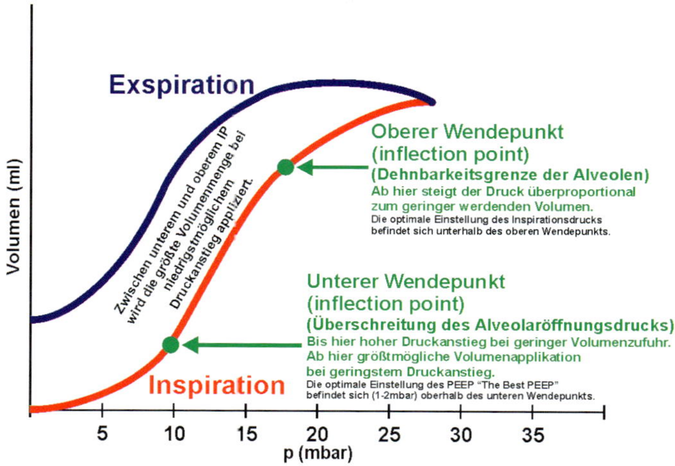

Abbildung 39: LOOP (hier der statische PV-LOOP)

11.2.1. Messmethode LowFlow PV-Loop

Wie oben beschrieben, ist der statische LOOP die aussagekräftigste Methode, wird aber nur über die "Supersyringe"-Methode für wissenschaftliche Fragestellungen angewendet. Für die Kurvenerstellung ist eine Relaxierung des Patienten und eine Diskonnektion vom Respirator notwendig. Aus dieser Tatsache heraus entwickelte die Firma Dräger den LowFlow PV-Loop, der in der Evita XL zur Verfügung steht. Diese Messmethode wird mit einem PEEP, einem Spitzendruck und einem sehr niedrigen Flow durchgeführt.
Da die Messung nicht ganz ungefährlich für den Patienten ist (Pneumothorax / Kreislaufdepression), sollte der Durchführende sich vorher Gewissheit verschaffen, dass die Vitalparameter in Ordnung sind.

Durch den niedrigen Flow wird der Atemzyklus extrem lang (20-30 sec.), da der niedrige Flow nicht nur bei der Inspiration, sondern auch bei der Exspiration angewendet wird.
Der untere und obere inflection point kann in einer Kurvendarstellung angesehen und mit zwei, durch das Haupteinstellrad einstellbaren Cursor-Linien bestimmt werden.
Durch den extrem niedrigen Flow wird versucht, die resistancebedingten Störungen der dynamischen Loops weitestgehend zu reduzieren, um möglichst nahe an die Darstellung eines statischen Loops heranzukommen.

12. Weaning

Weaning (Entwöhnen) bezeichnet das Übertragen der Atemarbeit und der Atemregulation vom Beatmungsgerät auf den Patienten. Eine Strategie (Algorithmus) des Weanings wird meist erst nach längerer maschineller Beatmung notwendig. Bei kurzfristiger Beatmung benötigt der Patient nach Einsetzen seiner Spontanatmung keine weitere maschinelle Unterstützung und kann daher meist direkt extubiert werden.

Klassisch geschieht das Weaning in aller Regel in mehreren Schritten (siehe Abbildung 40).
Zunächst wird der Patient kontrolliert maschinell beatmet. Bei aufkommender Patientenaktivität ist die nächste Stufe die progrediente Unterstützung der Spontanatmung. Dabei wird die erforderliche maschinelle Assistenz den jeweiligen respiratorischen Möglichkeiten des Intensivpatienten angepasst. Das Weaning ist abgeschlossen, wenn der Patient ohne maschinelle Unterstützung spontan atmet und darunter keine Zeichen einer respiratorischen Erschöpfung zeigt. Neben pulmonalen Faktoren und der Kapazität der Atem-/ Atemhilfsmuskulatur spielen beatmunssystemabhängige Faktoren und extrapulmonale Organfunktionen sowie die Psyche des Patienten eine wesentliche Rolle bei der Entwöhnung. Grundsätzlich kann der Patient durch eine diskontinuierliche bzw. kontinuierliche Methode vom Beatmungsgerät entwöhnt werden.
Das diskontinuierliche Weaning besteht aus intermittierenden Phasen von kontrollierter Beatmung und unterstützter (bzw. reiner) Spontanatmung. Im Rahmen zunehmender Entwöhnung wird die Höhe der Assistenz reduziert und deren Zeit verlängert. Diese Strategie hat sich vor allem bei Patienten mit erschöpfter Atempumpe aufgrund pulmonaler Vorerkrankungen (z. B. COPD) und neuromuskulärer Grunderkrankung bewährt.
Beim kontinuierlichen Weaning wird ein allmählicher Übergang von der kontrollierten Beatmung über ein unterstützendes Verfahren bis hin zur reinen Sponatanatmung (CPAP oder T-Stück) durchgeführt. Dabei ist darauf zu achten, dass der Patient bei respiratorischer Verschlechterung nicht durch eine unzureichende Respiratorunterstützung eine progrediente Erschöpfung seiner Atempumpe erleidet.

Eine Überlegenheit einzelner Methoden und Beatmungsmodi zum Weaning konnte bisher nicht durch relevante Studien nachgewiesen werden. Eine entscheidende Rolle spielt sicherlich die Koordination zwischen Patient und Beatmungsmaschine, die durch eine individuelle, patientenadaptierte Analgosedierung wesentlich unterstützt werden kann. In prospektiven Studien konnte sowohl durch die Einführung eines Protokolls zum Weaning als auch durch Analgosedierungsstandards die Entwöhnungszeit vom Respirator verkürzt werden.

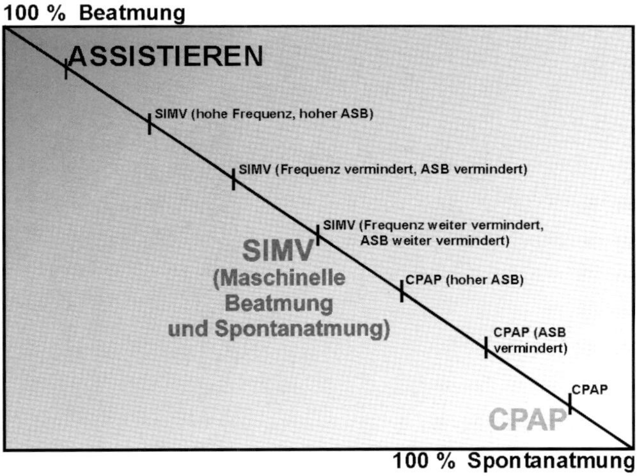

Abbildung 40: Weaning-Schema

13. Spontanatmung von Anfang an

Bei der Spontanatmung wird das gesamte Zwerchfell innerviert und bewegt. Bei der Beatmung wird nur der obere Teil des Zwerchfells durch die Druckunterschiede bei In- und Exspiration bewegt. Bei der Beatmung eines liegenden Patienten ist gerade der dorsale und zwerchfellnahe Rückenbereich der Bereich, wo die meisten Atelektasen entstehen.
Durch die Bewegung des gesamten Zwerchfells des Spontanatmers wird deshalb der Atelektasenbildung vorgebeugt. Zudem verringert eine Spontanatmung, sei sie auch noch so gering, den Muskelabbau des Zwerchfells (Reduzierung der Weaning Zeiten).

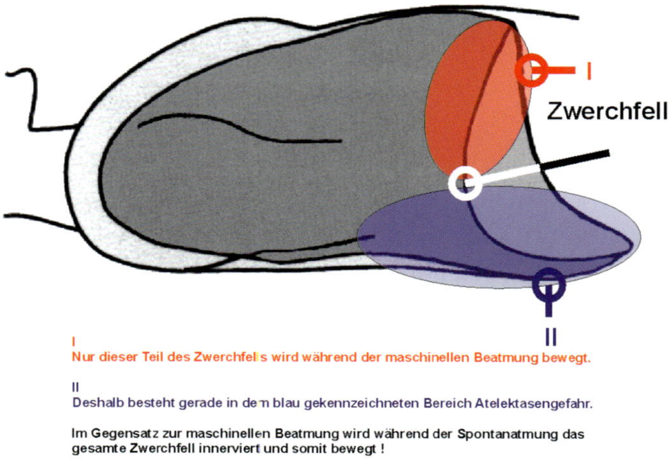

Abbildung 41: Bedeutung der Spontanatmung

14. NIV

Eine maschinelle Atemhilfe ohne Tubus / Trachealkanüle wird als Nichtinvasive Beatmung bezeichnet (NIV = Non Invasive Ventilation). Die Unterstützung erfolgt über Nasen- oder Gesichtsmasken. Sie ist theoretisch mit jedem Beatmungsgerät möglich, da alle Beatmungsmodi auch nicht invasiv angewendet werden können.
Allerdings kann das Verfahren durch größere Leckagen bei der Maskenbeatmung die „normale" Beatmung und/oder die Mess- und Alarmierungsvorrichtungen der Geräte überfordern. Geräte mit einer Zusatzeinrichtung für NIV können diese Probleme durch großzügigere Einstellmöglichkeiten kompensieren. Sogenannte „Heimbeatmungsgeräte", die mit einem Einschlauchsystem ausgerüstet sind, bieten z. T. eine wesentlich bessere Leckagekompensation.
Die Vorteile gegenüber der invasiven Beatmung liegen in der kürzeren Beatmungszeit, dem kürzeren Intensivaufenthalt, der geringeren Inzidenz nosokomialer Pneumonien und der geringeren Krankenhausmortalität und Morbidität. Die aussagekräftigsten Daten wurden bei COPD-Patienten ermittelt.

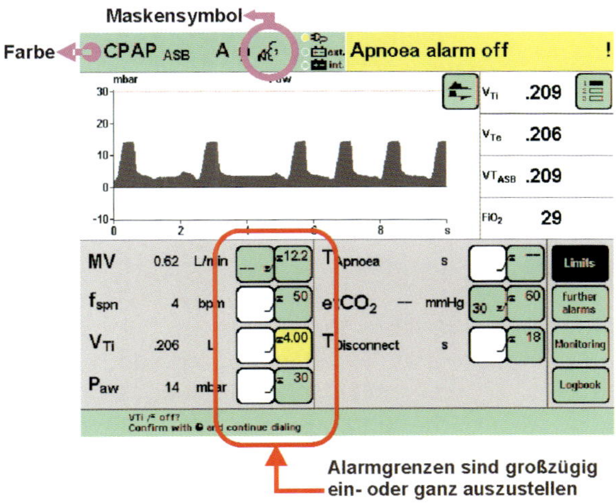

Abbildung 42: NIV

Aus therapeutischer Sicht ist zu erwähnen, dass NIV-Patienten, gerade in der ersten Phase, wesentlich aufwändiger zu führen sind als invasiv beatmete. Dabei müssen die therapeutische Beatmungsform inklusive der notwendigen Parameter (z. B. PEEP, Hilfsdruck und Druckanstiegszeit) schrittweise angepasst werden, um die Akzeptanz seitens des Patienten zu erreichen. Der Mehraufwand wird häufig, gerade bei COPD-Patienten (siehe auch 3.4.1.) durch eine relativ zügige Besserung wettgemacht.
Kontraindikationen stellen u. a. unkooperative Patienten, unzureichende Schutzreflexe sowie unphysiologische Beatmungsmuster dar. Bei progressiver Multiorgandysfunktion ist ebenfalls die invasive Beatmungsform indiziert.

Voraussetzungen:

- Patient wach und kooperationsfähig!
- Patient hämodynamisch stabil
- erhaltener Hustenreflex
- Abhusten möglich

Kontraindikationen:

- Atem- / Kreislaufstillstand
- höhergradige Bewusstseinstrübung
- hämodynamische Instabilität
- fehlende Kooperation
- ausgeprägter Sekretverhalt
- schwere gastrointestinale oder pulmonale Blutung
- hohes Aspirationsrisiko
- Gesichtstrauma, post-operativ (z. B. frische Pneumektomie); individuelle Rücksprache mit Operateur!

Empfohlenes praktisches Vorgehen:

- Initial Spontanatmungsmodus, Pmax 8-12 mbar, PEEP 3-5 mbar (max. 10 mbar)
- Erhöhung des Pmax auf 10-20 mbar (max. 25 mbar)
- O_2-Gabe: Ziel $SpO_2 > 90$ %
- Kontrolle von Lecks, Sitz der Maske

- gegebenenfalls milde Sedation bei Agitation, cave: zu tiefe Sedation
- BGA-Monitoring (venös oder arteriell)
- Nasenrückenpflaster bzw. Masken mit Nasenrückenschutz

14.1. Automatische Leckagekompensation

Die Leckagekompensation hat hauptsächlich nur eine Bedeutung für eine Volumenkontrollierte Ventilation. Das Gerät ermittelt aus dem gemessenen Flow des Flowsensors und dem gegebenen Flow des Inspirationsventils die Differenz, die als Minutenvolumenleck angezeigt wird.
Besteht ein solches Leck, wird das Volumen auf das eingestellte Atemzugvolumen addiert, damit der Patient auch das eingestellte Volumen zugeführt bekommt.

15. Monitoring

15.1. Standardmonitoring der Beatmung

Monitoring am Patienten:

- Pulsoxymetrie (kontinuierlich)
- Kapnometrie (kontinuierlich)
- BGA (intermittierend; unverzichtbar bei einer Beatmung)

Monitoring am Beatmungsgerät:

- Beatmungsdruck
- Atemzugvolumen
- Atemminutenvolumen
- Atemfrequenz
- Apnoe
- inspiratorische O_2-Konzentration (FiO_2)
- Compliance
- Resistance
- Gas- und Stromversorgung
- Störung des Gerätes
- bei maschineller Befeuchtung / Erwärmung ⇨ Atemgastemperatur

Trotz aller o. g. Maßnahmen sollte das klinische Bild des Patienten nicht aus den Augen gelassen werden, da es durchaus auch vorkommen kann, dass die Messwerte optimal aussehen, der Patient aber nicht mit dem Beatmungsmuster zurechtkommt.

15.2. Zusätzliche Messmöglichkeiten

Nicht alle Beatmungsgeräte bieten diese zusätzlichen Messmethoden. Die Bezeichnung variiert ebenfalls (z. B. Okklusionsdruck, Mundöffnungsdruck oder P01 etc.).

15.2.1. Okklusionsdruck

Durch die Okklusionsdruckmessung können Aussagen über den Grad der Anstrengung des Patienten bei der Spontanatmung ge-

macht werden. Bei Lungengesunden liegt der gemessene Wert ca. zwischen 1 bis 4 mbar. Werte unter 1 mbar sprechen für einen höheren Atemantrieb und eine eventuell unnötig hohe Unterstützung der Spontanatmung. Werte oberhalb von 4 mbar sind Anzeichen einer unzureichenden Unterstützung der Spontanatmung. Bei sehr hohen Werten (> 6 mbar) droht auf Dauer die respiratorische Erschöpfung des Patienten (Respiratory Muscle Fatigue).
Alle Werte werden ohne Vorzeichen angezeigt.

15.2.2. Intrinsic PEEP / Auto PEEP

Intrinsic PEEP Messung (entspricht Vtrap das „gefangene" Volumen, also Restvolumen in der Lunge).
Die Intrinsic PEEP Messung (ein errechneter Wert) liefert Aussagen über die Drucksituation in der Lunge des Patienten.
Physiologisch hat ein gesunder Mensch, bedingt durch Widerstände in den oberen Luftwegen und der Stimmritze, einen Auto PEEP von 0,5-2 mbar.
Bei COPD-Patienten ist dieser Wert erhöht. Dadurch ist die Atemarbeit, die zur Inspiration nötig ist, erhöht. Bevor dieser Patient einen Gasfluss in die Alveolen erzeugen kann, muss er den intrinsichen PEEP überwinden. Die Einstellung eines PEEP (extrinsic PEEP) am Beatmungsgerät (dieser muss unter dem Intrinsischen PEEP-Wert bleiben, da sonst die Überblähung der Lunge weiter zunehmen würde (siehe auch 3.4.1. und 3.5.1.)) reduziert die inspiratorische Atemarbeit. Hier ist die Differenz zwischen intrinsic PEEP und Atmosphärendruck geringer.
Beispiel: Ein COPD-Patient hat einen Intrinsic PEEP von 8 mbar. Bei einem PEEP von 0 mbar muss er diesen bei einer Inspiration überwinden. Bei einem PEEP von 5 mbar beträgt die Differenz, die überwunden werden muss, nur noch 3 mbar.
Auch die Atemarbeit der Exspiration ist durch einen eingestellten PEEP, der die Atemwege „schient", vermindert.

15.2.3. RSB

Der Rapped shallow breathing Index ist ein Wert für das Verhältnis Frequenz und Atemzugvolumen. Ist die Frequenz bei niedrigem AZV zu hoch, bedeutet dies eine höhere Totraumventilation.

Der RSB wird als Parameter zur Bestimmung einer erfolgreichen Entwöhnung herangezogen. Je kleiner der Wert, desto größer die Wahrscheinlichkeit, den Patienten erfolgreich zu entwöhnen.
RSB > 100 ⇨ Patient nicht bereit zur Entwöhnung.
RSB < 100 ⇨ große Wahrscheinlichkeit, den Patienten erfolgreich zu entwöhnen.

15.2.4. NIF

Bestimmung des NIF Wertes (entspricht Maximum Inspiratory Pressure)
Negativ Inspiration Force ist der Wert für die Kraft des Patienten, einen Atemzug einzuleiten, die maximale Einatemanstrengung.
NIF < -30 mbar ⇨ hohe Wahrscheinlichkeit einer erfolgreichen Extubation.
NIF -20 mbar ⇨ keine Extubation.

15.3. Trends

Trendabfragen bieten dem Therapeuten ein gutes Werkzeug, um Verläufe der Beatmungstherapie beurteilen und im weiteren Therapieverlauf berücksichtigen zu können.
Zum Beispiel können die Verlaufswerte des Inspirationsdrucks mit denen des Atemzugvolumens verglichen werden, um Veränderungen des Lungenzustands zu sehen.

16. Alarme

In der Tabelle beschrieben sind die wichtigsten Alarmmeldungen der Beatmungsgeräte, die die Grundeinstellungsparameter überwachen. Bei diesen Alarmen werden Alarmgrenzen individuell eingestellt (obere und untere Grenzwerte) oder richten sich automatisch nach den eingestellten Parametern. Z. B. ist das Atemzugvolumen auf 600 ml eingestellt, die Alarmgrenzen sind:
obere Grenze 700 ml; untere Grenze 500 ml.
Dabei ist zu beachten, dass die Alarmgrenzen so eng wie möglich eingestellt werden sollen.
Außerdem gibt es gerätespezifische Alarme, die Mess- und Gerätefunktionen überwachen oder Alarme, die Sonderfunktionen überwachen. Diese sind nicht in der Tabelle beschrieben.
Für diese Alarmmeldungen existieren aber bei den meisten modernen Beatmungsgeräten Klartextmeldungen, die eindeutig auf die Missfunktion hinweisen und z. T. auch Hinweise zur Behebung liefern. Diese Alarme bedeuten meistens eine technische Störung, die nur durch eine Reparatur zu beheben ist (Austausch des Respirators ist erforderlich. **Deshalb gehört auch an jedes Beatmungsgerät ein Handbeatmungsbeutel**), oder eine Kalibrierung eines Messgerätes nötig machen.
Technische Gerätemeldungen sind z. B.:
Störung Druckmessung; Störung Flowmessung; Störung Exspirations-Ventil; Störung Lüfter; Störung Mischer; Störung O_2-Messung; Störung Temperatur-Messung; Störung CO_2-Messung etc.

Beim Einschalten überwachen die Geräte sich z. T. selbst durch sogenannte „Power On Self Tests". Hier werden die elektronischen Bauteile geprüft, die die Steuerung und Messung übernehmen.

Bei den neueren Respiratoren werden immer mehr Messwerte angezeigt und mit Alarmmeldungen versehen. Dabei sind nur wenige Werte tatsächlich gemessen, der Rest besteht aus z. T. komplizierten und damit zu Ungenauigkeit tendierenden, errechneten Werten. Sie bieten eine Hilfe bei der Einstellung und Überwachung an, haben aber auch den Nachteil, dass sie bei den kleinsten Variationen im Schlauchsystem, Anfeuchtung oder HME-Filter Ungenauigkeiten produzieren und Alarme ausgeben, die den Bediener irritieren. Man muss immer abschätzen können, ob die errechneten Werte auch mit den tatsächlich gemessenen Werten zusammenpassen. Ein Klassiker ist z. B. das Minutenvolumenleck. Folglich sollten hauptsächlich die tatsächlich gemessenen Werte beachtet und mit vernünftigen Alarmgrenzen versehen werden.

16.1. Besonderheiten

Bennett 7200:

Die obere und untere FiO_2-Konzentration wird durch ein externes Gerät überwacht.

Dräger Evita 2:

a.) Die Hechelüberwachung. Die obere Frequenzgrenze muss über einen einstellbaren Zeitraum erhöht sein, um einen Alarm auszulösen.
b.) Die Einstellung Apnoebeatmung, die einen Patienten im CPAP-Modus bei einer längeren Apnoephase maschinell beatmet (über die IPPV Einstellung), ist leider abwählbar, so dass nur ein Alarm nach einer gewissen Apnoezeit erfolgt.
Der Apnoealarm ist nicht abwählbar, aber die Apnoezeit kann verändert werden.

Bennett 840 (als bisher einziges Gerät):

Die automatische Umschaltung von Apnoebeatmung zur CPAP Atmung, wenn die Spontanatmung des Patienten wieder einsetzt. Alle anderen Geräte müssen vom Bediener mit einem zusätzlichen Knopf (z. B. Reset Check) auf die CPAP-Atmung umgestellt werden.

Dräger Oxylog 3000 und Hamilton Galileo:

Die automatische Einstellung der Alarmgrenzen. Nach Einstellung der Beatmung kontrolliert man die Messwerte. Wenn diese in den gewünschten Bereichen liegen, aktiviert man eine automatische Alarmgrenzeneinstellung und alle Alarmgrenzen werden passend zu den Messwerten (Vertrauen ist gut – Kontrolle ist besser) eingestellt.

16.2. Sicherheitsfunktion bei der Parametereinstellung

Alle Geräte verfügen über Sicherheitsfunktionen bei der Parametereinstellung.
Bei alten Geräten z. B. Servo 900C oder Oxylog 1000/2000 besteht ein mechanischer Schutz durch einen Knopf, der den entsprechenden Einstellregler vor ungewollten Fehleinstellungen schützt (man kann z. B. den PEEP-Regler nur bis zu einem gewissen Wert einstellen. Soll der Wert höher sein, muss ein Knopf heruntergedrückt werden, um den Einstellregler darüber hinaus höher zu regeln).
Neuere Geräte übernehmen die, als „gefährlich geltenden", eingestellten Werte erst nach einer Bestätigung durch einen Zusatzknopf (z. B. Reset Check bei der Evita 2 / zusätzlicher Druck auf das Einstellrad an der Evita 4).
Bei einigen Geräten erscheint zusätzlich eine Textmeldung im Display, die auf den Missstand hinweist und/oder Lösungen anbietet, auch wenn das Gerät aus technischen Gründen die geforderte Einstellung nicht leisten kann. Wenn z. B. ein sehr hohes AZV bei sehr niedrig gewähltem Flow und hoher Frequenz eingestellt werden soll, fordert das Gerät die Erhöhung des Flows und/oder die Senkung der Frequenz.

16.3. Alarme, deren Bedeutung, Ursache und Problemlösungsvorschläge

Alarm	Bedeutung	Beatmungsmodus	mögliche Ursache	Problemlösungsvorschlag (unterteilt nach Priorität)
Apnoealarm (siehe 6.1.3.)	Das Gerät registriert keine Atemfrequenz über einen gewissen, z. T. einstellbaren Zeitraum.	- Spontanatmung mit oder ohne Unterstützung - SIMV oder BIPAP mit geringer maschineller Atemfrequenz	- die Spontanatmung des Patienten setzt aus bzw. es gibt zu lange Atempausen - Störung des Atemantriebs durch zu tiefe Sedierung bzw. Überhang der Sedierung oder Zentrale Störung oder zu niedriges PCO_2 - auch Messfehler möglich	- Beatmungsmuster anpassen - SIMV-Frequenz erhöhen - evtl. mandatorisch beatmen - in einigen Fällen kann man die Apnoe-Alarmzeit verlängern - entsprechende Messsonde kalibrieren
Atemwegs- oder Inspirationsdruck hoch	Der Druck im Schlauchsystem oder/und in der Lunge des Patienten ist zu hoch.	Alle	- Tubus abgeknickt - Tubus verlegt - Sekret im Tubus oder in den oberen Luftwegen - Schlauchsystem abgeknickt oder abgeklemmt Patient hustet oder atmet gegen das Gerät	- Behebung der Störung - Absaugen - Beatmungsmuster ändern oder anpassen

			- Bronchospasmus - Pneumothorax - veränderte Resistance bzw. Compliance - falsche Einstellung	
Atemwegs- oder Inspirationsdruck niedrig	Der Druck im Schlauchsystem oder/ und in der Lunge des Patienten ist zu niedrig.	Alle	- Leckage oder Diskonnektion - Cuffdruck zu niedrig - Tubus disloziert - Tubus/ Schlauchsystem diskonnektiert oder defekt - Leckage	- Behebung der Störung - Cuffdruckkontrolle - Leckage/Diskonnektionskontrolle
Frequenz hoch	Die spontane Atemfrequenz des Patienten ist zu hoch. In Extremfällen nur noch Totraumventilation.	Alle (besonders wichtig, je größer der Spontanatmungsanteil ist).	- Patient hyperventiliert aus Luftnot oder Stress - Beatmungsgerät ist nicht optimal für den Patienten eingestellt z. B. zu geringe Druckunterstützung	- Anpassen des Beatmungsmusters z. B. höhere Unterstützung durch Pressure Support (ASB)
FiO_2 hoch **FiO_2 tief**	Alle		- Bei manueller Alarmeinstellung inkorrekte Alarmgrenzen - Messsensor defekt oder nicht abgeglichen - Gasmischer defekt	- überwiegend wird dieser Alarm durch einen nicht kalibrierten oder defekten Messsensor oder durch falsch eingestellte Alarmgrenzen (falls manuell erforderlich) ausgelöst

Alarm	Bedeutung	Beatmungsmodus	mögliche Ursache	Problemlösungsvorschlag (unterteilt nach Priorität)
FiO_2 hoch **FiO_2 tief**				- selten ist ein Ausfall oder Defekt des Gasmischers die Ursache - Dementsprechend: *Korrektur der Alarmgrenzen *Abgleich oder Austausch des Messsensors *Austausch des Respirators
AZV / AMV hoch		Alle	- zu hoher Inspirations- oder Hilfsdruck (ASB) - „Lufthunger" des Patienten ⇨ sehr tiefe spontane Atemzüge - hohe Frequenz (Hyperventilation) - Messfehler	- Korrektur der Beatmungsparameter - Korrektur des Beatmungsmusters - Kalibrierung der entsprechenden Messsonde
AZV / AMV tief		Alle	- Undichtigkeit - Obstruktion	- Kontrolle des Cuffdrucks

			- Unterbrechung durch obere Druckgrenze - Unzulängliches Atmen des Patienten - Messfehler (Flowsensor) - Inspirationsflow zu niedrig - Inspirationszeit zu niedrig - Verschlechterung der Resistance und/oder Compliance - unzureichende Spontanatmung - zu niedrig eingestellter Hilfsdruck (ASB)	- Kontrolle auf Leckagen - Beseitigen der Obstruktion (Absaugen/ Medikamente) - Änderung/Anpassung der Beatmungsparameter - Kalibrierung Austausch des Flowsensors
PEEP hoch		Alle	- Exspirationstrakt verlegt - Gerät defekt	- Tubus und Schlauchsystem prüfen
Temperatur hoch niedrig		Nur bei Benutzung eines Befeuchters/ Erwärmers des Beatmungsgases.	- zu hoher Flow - kein Wasser oder zuviel Wasser etc. Je nach Befeuchter/ Erwärmer	- jeweilige Ursache beheben
Gasversorgungsalarm	Der Druck in der zentralen Sauerstoff- oder Druckluftanlage ist zu niedrig oder ganz ausgefallen.	Alle	Siehe Bedeutung	Wichtig gerade bei Sauerstoffausfall und einem Patienten, der ein hohes FiO_2 benötigt. Evtl. Sauerstofflasche anschließen.

17. Gerätetest

Alle Geräte müssen vor der Inbetriebnahme und nach dem Schlauchsystemwechsel geprüft werden. Einige Geräte (z. B. Evita 2) müssen per Checkliste getestet werden. Die meisten modernen Geräte haben ein integriertes Testprogramm, welches gestartet und durchgeführt werden muss.
Zu der Kontrolle des Schlauchsystems (sind alle Teile korrekt und vollständig angebaut?) kommen noch Kontrollen der Mess- und Alarmvorrichtungen des jeweiligen Geräts.
Die wichtigsten Tests sind:

1.) Der **Dichtigkeitstest**.

und

2.) Die **Beatmungsfunktionsprüfung**.

Beim Test werden alle vorhandenen Sensoren (O_2-Sensor, Flow-Sensor, CO_2-Sensor) kalibriert und die Compliance und Resistance des Schlauchsystems bestimmt. Letzteres sorgt für die automatische Korrektur des eingestellten Atemzugvolumens bei einer Volumenkontrollierten Beatmung.
Der Volumenverlust, der in einem dehnbaren Schlauchsystem unter Druck entsteht, wird bestimmt und für eine Volumenkontrollierte Beatmung automatisch auf das eingestellte Atemzugvolumen addiert.
Die Flowmessung ist die wichtigste Messung moderner Beatmungsgeräte und wird durch äußere Einflüsse wie z. B. die Temperatur beeinflusst. Diese Faktoren werden von den Geräten registriert und die dazugehörigen Messwerte automatisch korrigiert.

Nachdem ein Gerät neu aufgerüstet und getestet worden ist, muss eine Grundeinstellung für Beatmungsfunktion und Alarme vorgenommen werden. Diese Einstellungen werden in der Regel stations- oder klinikspezifisch festgelegt. Grundeinstellungen können bei modernen Geräten fest einprogrammiert werden und stehen bei jedem Gerätestart zur Verfügung.

Trotz des Tests und der Voreinstellung nach der Aufbereitung muss ein Beatmungsgerät vor jeder Inbetriebnahme am Patienten getestet werden, da sich während der Aufbewahrung z. B. in einem Geräteraum Schläuche lösen oder sogar Teile beschädigt werden können.

17.1. Medizinproduktegesetz

Dieses Buch soll mit den Angaben über Beatmungsgeräte, Beatmungsmuster und Einstellungen ein gewisses Grundverständnis vermitteln. Es ersetzt auf keinen Fall eine Einweisung nach dem Medizinproduktegesetz (MPG) und den Verordnungen über das Einrichten, Betreiben und Anwenden von Medizinprodukten (Medizinprodukte-Betreiberverordnung (MPBetreibV), Medizingeräteverordnung (MedGV)) sowie das Studium der zum Gerät gehörenden Gerätebeschreibung!

Auszüge aus dem MPG

Anwender

Anwender im Sinne der MPBetreibV/MedGV sind alle Mitarbeiter der Klinik, die ein Medizinprodukt einsetzen.

§2 Abs.1

Medizinprodukte dürfen nur ihrer Zweckbestimmung entsprechend nach den Vorschriften dieser Verordnung errichtet, betrieben und angewendet werden.

§2 Abs.2

Medizinprodukte dürfen nur von Personen errichtet, betrieben und angewendet werden, die dafür die erforderliche Ausbildung oder Kenntnis und Erfahrung besitzen.

§4 Abs.1

Es ist verboten, Medizinprodukte in den Verkehr zu bringen, zu errichten, in den Betrieb zu nehmen, zu betreiben oder anzuwenden,

1. wenn der begründete Verdacht besteht, dass sie die Sicherheit und die Gesundheit der Patienten, der Anwender oder Dritter bei sachgemäßer Anwendung, Instandhaltung und ihrer Zweckbestimmung entsprechender Verwendung über ein nach den Erkenntnissen der medizinischen Wissenschaften vertretbares Maß hinausgehend gefährden oder
2. ihr Verfallsdatum abgelaufen ist.

Voraussetzungen für die Gewähr der sachgerechten Handhabung

Kenntnis der theoretischen Grundlagen.

Kenntnis der Bedienungselemente und der dazu gehörenden Funktionen.

Feststellung des ordnungsgemäßen Zustandes.

Durchführung der vorgeschriebenen Funktionsprüfung vor der Anwendung.

Kenntnis der Anwendungsregeln.

Kenntnis der Bedienung und der patientengerechten Einstellung.

Aufgrund der Wertigkeit der **Gewähr für die sachgerechte Handhabung** in gerichtlichen Auseinandersetzungen und wegen der Androhung von erheblichen Bußgeldern, Geld- und Freiheitsstrafen muss der Anwender von Medizinprodukten:

- den eigenen Kenntnisstand kritisch prüfen,
- die Fehlergrenzen (bei Medizingeräten mit Messfunktionen) einhalten,
- das Medizinprodukt entsprechend der Zweckbestimmung (Gebrauchsanweisung, Werbung und sonstige Herstellerinformationen) anwenden,
- die Angaben in der Gebrauchsanweisung und sonstige sicherheitsrelevante Informationen und Instandhaltungshinweise beachten,
- sich vor Inbetriebnahme davon überzeugen, dass wiederkehrenden Prüfungen nach Unfallverhütungsvorschriften (BGV A 2) oder Sicherheitstechnischen Kontrollen (§6 MPBetreibV) ordnungsgemäß und fristgerecht durchgeführt wurden (Prüfplakette am MP: u. a. auch CE, Eichplakette) und das Gerät funktionsfähig ist und sich in einem ordnungsgemäßen, sicheren Zustand befindet.

18. Standardeinstellungen

Standardeinstellungen der Beatmungsmuster und der dazugehörigen Beatmungs- und Alarmparameter sind grundsätzlich nicht möglich.
Die Beatmung eines Patienten ist zu komplex und muss auf extrem viele Faktoren reagieren, so dass im Prinzip jeder Patient seine individuelle Einstellung benötigt.

18.1. Grundregeln (Invasive Beatmung)

Wenn vom Grundleiden erlaubt, sollten alle beatmeten Patienten in halbsitzender Position (30° - 45°) gelagert werden.
Bei jeder Aufnahme eines Patienten sollten Körpergröße, Gewicht und Standardgewicht dokumentiert werden.
Eine SpO_2 von 92-95 % sollte angestrebt werden, dabei ist die Korrelation zur arteriellen BGA zu beachten.
Standardgewicht Männer: 50 + 0.91 x (Größe in cm - 152.4)
Standardgewicht Frauen: 45.5 + 0.91 x (Größe in cm - 152.4)

Beatmung bei „Lungengesunden":
- Kontrollierte Beatmung
- Tidalvolumen 8 ml / kg KG

ALI / ARDS (Acute lung injury / Acute respiratory distress syndrome)
Beatmungseinstellung:
- Verwendung niedriger Tidalvolumina von 6 ml / kg KG
- Einhalten des Pmax < 30 mbar
- I:E-Verhältnis 1:1 (cave: dynamische Überblähung)
- Tolerierung von höheren $PaCO_2$-Werten (permissive Hyperkapnie)

cave: vorbestehende schwere metabolische Azidose, erhöhter Hirndruck

Bauchlage:
Bei schwerem ARDS und fehlenden Kontraindikationen sollte die Bauchlage, bzw. 135° Lagerung erwogen werden.
Voraussetzungen: Das Personal verfügt über genügend Kenntnisse.

Spezialbetten zur Lagerungstherapie gegebenenfalls bei Patienten mit ARDS aufgrund von traumatischen Lungenschäden, Wirbelsäulenverletzungen, SHT.

Spitzendruck und PEEP:
Zur Vermeidung von Überdehnung der Alveolen sollte der Spitzendruck unterhalb des oberen Umschlagspunktes eingestellt werden (< 40 (30) mbar). Zur Verhinderung des endexspiratorischen alveolären Kollapses muss immer ein PEEP verwendet werden. Die Höhe des PEEP sollte oberhalb des unteren Umschlagspunkts gewählt werden (8-15 mbar, im Einzelfall auch höher. Zur Vermeidung eines Barotraumas sollte die Differenz zwischen Spitzendruck und PEEP 15 mbar nicht überschreiten.

18.2. Beispiel 1

Jede Intensivstation hat gewisse Grundeinstellungen der Beatmungsgeräte, die fest einprogrammiert werden oder nach Aufbereitung und Test eines Gerätes eingestellt werden.
Die Gefahr von Fehlinterpretationen von Anzeigen oder Bedienungsfehlern, die von unterschiedlich konfigurierten Geräten ausgeht, sollte dadurch minimiert werden.

Ein Beispiel:

- Volumenkontrolliertes Beatmungsmuster	
- Fi O_2:	100 %
- Atemzugvolumen:	600 ml
- Atemfrequenz:	15 Atemzüge pro Minute
- PEEP:	5 mbar
- I:E:	1:2
- Inspirationsflow:	40 l/min
- Drucktrigger:	2 mbar
- Obere Druckgrenze:	40 mbar

Mit dieser Einstellung ist es möglich, in einer Notfallsituation einen großen Teil aller erwachsenen Patienten primär zu beatmen. Die Volumenkontrollierte Form eignet sich in der Akutversorgung, weil man volumenseitig zunächst auf der sicheren Seite ist.

Sobald die erste BGA vorhanden ist, werden Beatmungsmuster und Parameter dem Patienten angepasst.

18.3. Beispiel 2

Nachfolgend Einstellgrößen und Grundeinstellungen für die Volumenkontrollierte- und Druckkontrollierte Beatmung:

Einstellgrößen am Respirator bei Volumenkontrollierter Beatmung

- *Atemhubvolumen (VT)*
- *Atemfrequenz (f)*
- *Positiver endexspiratorischer Druck (PEEP)*
- *I:E-Verhältnis oder Inspirationszeit (Tinsp oder Insp. Dauer %)*
- *Inspiratorische Sauerstoffkonzentration (Fio_2)*
- *Inspiratorischer Flow (Insp. Flow)*
- *Obere Druckbegrenzung*

Grundeinstellung des Respirators bei Volumenkontrollierter Beatmung

- *Atemhubvolumen: 7-8 ml/kg/KG*
- *Atemfrequenz 10-15/min (nach $PaCO_2$)*
- *Niedriger Inspirationsflow: 30-40 l/min*
- *I:E-Verhältnis: 1:2*
- *Positiver endexspiratorischer Druck (PEEP): 5-8 mbar*
- *Inspiratorische Sauerstoffkonzentration (FIO_2): 40 % bzw. nach PaO_2*
- *Obere Druckbegrenzung: 30 mbar*

(Aus: Atmen- Atemhilfen / Wolfgang Oczenski et al. / Thieme / 7. Auflage / Seite 175)

Einstellgrößen am Respirator bei Druckkontrollierter Beatmung

- *Inspirationsdruck (Pinsp)*
- *Positiver endexspiratorischer Druck (PEEP)*
- *Atemfrequenz (f)*
- *Druckanstiegsgeschwindigkeit (Insp. Flow oder Insp. Anstiegzeit %)*

- *I:E-Verhältnis oder Inspirationszeit (Tinsp oder Insp. Dauer %)*
- *Inspiratorische Sauerstoffkonzentration (FiO_2)*

Grundeinstellung des Respirators bei Druckkontrollierter Beatmung:

- *Inspirationsdruck: 12-15 mbar über PEEP*
- *Positiver endexspiratorischer Druck (PEEP): 5-8 mbar*
- *Atemfrequenz: 10-15/min (nach $PaCO_2$)*
- *Druckanstiegsgeschwindigkeit („Rampe"): 0,2 sec*
- *I:E-Verhältnis: 1:2*
- *Inspiratorische Sauerstoffkonzentration (FIO_2): 40 % bzw. nach PaO_2*

Aus: Atmen- Atemhilfen / Wolfgang Oczenski et al. / Thieme / 7. Auflage / Seite 181

Literaturverzeichnis

Abdulla, Walied (2006): Interdisziplinäre Intensivmedizin: Urban & Fischer Verlag bei Elsevier.

Aloy, Alexander (2007): Chirurgische Intensivmedizin: Springer.

Oczenski, Wolfgang (2006): Atmen – Atemhilfen: Thieme.

Becker; Schönhofer; Burchardi (2005): Nicht-invasive Beatmung: Thieme.

Braun; Preuss (2005): Klinikleitfaden Intensivmedizin: Elsevier Urban & Fischer.

Haberthür; Guttmann; Osswald; Schweitzer (2001): Beatmungskurven. Kursbuch und Atlas: Springer.

Larsen (2004): Anästhesie und Intensivmedizin für die Fachpflege: Springer.

Larsen; Ziegenfuß (2004): Beatmung. Grundlagen und Praxis: Springer.

Lawin; Opderbecke; Schuster (2002): Die Intensivmedizin in Deutschland. Geschichte und Entwicklung: Springer.

Müller, Eckhard (2002): Beatmung: Thieme.

Schäfer; Eberhardt (2005): Klinikleitfaden Anästhesie: Urban & Fischer bei Elsevier.

Schwab; Unterberg (2007): NeuroIntensiv: Springer.

Larsen (2004): Anästhesie + Intensivmedizin in Herz-, Thorax- und Gefäßchirurgie: Springer.

Weilemann; Lorenz (2006): Internistische Intensivmedizin und Notfallmedizin: Springer.

Van Aken; Reinhart; Zipfer (2006): Intensivmedizin: Thieme.

Abkürzungen

CMV	**C**ontinuous **M**andatory **V**entilation	Kontinuierliche Maschinelle Beatmung
IPPV	**I**ntermittend **P**ositive **P**ressure **V**entilation	Intermittierend Positive Druck Beatmung
CPPV	**C**ontinuous **P**ositive **P**ressure **V**entilation	Kontinuierlich Positive Druck Beatmung
PLV	**P**ressure **L**imited **V**entilation	Druck Limitierte Beatmung
PCV	**P**ressure **C**ontrolled **V**entilation	Druck Kontrollierte Beatmung
BIPAP	**B**iphasic **I**ntermittend **P**ositive **A**irway **P**ressure	Spontanatmung unter positivem Atemwegsdruck mit zwei unterschiedlichen Druckniveaus
SIMV	**S**ynchronized **I**ntermittend **M**andatory **V**entilation	Synchronisierte Intermittierende Maschinelle Beatmung
MMV	**M**andatory **M**inutevolume **V**entilation	Maschinelle Minutenvolumen Beatmung
APRV	**A**irway **P**ressure **R**elease **V**entilation	Spontanatmung unter kontinuierlich positivem Atemwegsdruck mit kurzzeitigen Druckentlastungen
CPAP	**C**ontinuous **P**ositive **A**irway **P**ressure	Kontinuierlich Positiver Atemwegs Druck
SB	**S**pontaneous **B**reathing	Spontan Atmung
ASB	**A**ssisted **S**pontaneous **B**reathing	Assistierte Spontan Atmung (durch einen Druck während der Inspiration)
FLOW BY		Assistierte Spontanatmung durch einen Flow während der Inspiration
... / ASSIST		Möglichkeit, durch einen Trigger Beatmungsvorgänge auszulösen
ATC / TC	Automatic Tube Compensation / Tube Compensation	Automatische Tubuskompensation
HME	Heat and Moisture Exchanger	Beatmungsfilter zur Erwärmung und Befeuchtung des Atemgases gleichzeitig Bakterienfilter

FiO_2		Über das Beatmungsgerät gegebene Sauerstoffkonzentration
PEEP	Positive End Exspiratory Pressure	Positiv endexspiratorischer Druck
I:E		Inspirations-Exspirations-Verhältnis
AZV		Atemzugvolumen
AMV		Atemminutenvolumen
IRV	Inversed Ratio Ventilation	Beatmung mit umgekehrtem Inspirations-Exspirations-Verhältnis
FRC	Functional Residual Capacity	Funktionelle Residual Kapazität
COPD	Chronic Obstructive Pulmonary Disease	Chronisch obstruktive Lungenerkrankung
ARDS	Adult Respiratory Distress Syndrome	
PPS / PAV	Proporional Pressure Support / Pressure Assisted Ventilation	
PS	Pressure Support	
IMV	Intermittend Mandatory Ventilation	
ASV	Adaptive Support Ventilation	Angepasste unterstützende Beatmung
APV	Adaptive Pressure Ventilation	Angepasste Druckbeatmung
NIV	Nicht Invasive Ventilation	Nicht invasive Beatmung
BGA		Blutgasanalyse
Vt		Tidalvolumen = Atemzugvolumen
p max		Maximaler Arbeitsdruck des Respirators
p insp		Eingestellter Inspirationsdruck
PO_2		
PCO_2		
SaO_2		
f		Frequenz
V		Flow
t insp		Inspirationszeit
t exsp		Exspirationszeit
C	Compliance	Maß der Dehnungsfähigkeit

R	Resistance	Maß der Atemwegswiderstände
VC	Volume Control	Volumenkontrollierte Beatmung
PC	Pressure Contol	Druckkontrollierte Beatmung

Abbildungsverzeichnis